Petra Lucht / Martina Erlemann / Esther Ruiz Ben (Hrsg.)

Technologisierung gesellschaftlicher Zukünfte

Nanotechnologien in wissenschaftlicher, politischer und öffentlicher Praxis

Soziologische Studien

Band 35

Petra Lucht / Martina Erlemann /
Esther Ruiz Ben (Hrsg.)

Technologisierung gesellschaftlicher Zukünfte

Nanotechnologien in wissenschaftlicher, politischer und öffentlicher Praxis

Centaurus Verlag & Media UG 2010

Bibliografische Informationen der Deutschen Nationalbibliothek
Die Deutsche Nationalbibliothek verzeichnet diese Publikation in der
Deutschen Nationalbibliografie; detaillierte bibliografische Daten sind
im Internet über http://dnb.d-nb.de abrufbar.

ISBN 978-3-8255-0756-5   ISBN 978-3-86226-481-0 (eBook)
DOI 10.1007/978-3-86226-481-0

ISSN 0937-664X

Umschlaggestaltung: Jasmin Morgenthaler

Umschlagabbildung: Foto von Esther Ruiz Ben

Lektorat und Satz: Angelika Saupe, Bremen

Inhalt

Martina Erlemann, Petra Lucht und Esther Ruiz Ben

Technologisierung gesellschaftlicher Zukünfte: Eine Einleitung

Nanotechnologien werden seit etwa drei Jahrzehnten von politischen und wirtschaftlichen Akteuren zu den zukunftsweisenden technologischen Innovationsfeldern gezählt. Sie sind dabei alles andere als ein homogenes Wissenschafts- und Praxisfeld, sondern zeigen sich als verschiedene Phänomene, je nachdem, aus welcher Perspektive man sich ihnen nähert.

Aus naturwissenschaftlich-technischer Perspektive gesehen umfassen die Nanotechnologien jede Forschung und Entwicklung, die sich mit Strukturgrößen von Materie im nanoskaligen Bereich befasst, die also im Bereich von 10^{-9} m liegen. Hintergrund dabei ist, dass Materialien und Artefakte veränderte Eigenschaften haben, wenn sie in derart kleine Struktureinheiten zerlegt bzw. auf dieser Größenordnungsskala hergestellt werden. Die Naturwissenschaften definieren die Nanotechnologien also über eine Fokussierung ihres Forschungsgegenstands: Materie einer bestimmten Größenordnung.

Vom organisationssoziologischen Standpunkt aus lässt sich anhand der Nanotechnologien die immer stärker werdende institutionelle Verzahnung von so genannter Grundlagenforschung und anwendungsbezogener Produktentwicklung verfolgen. Unter dem Etikett der Nanotechnologien etablieren sich gerade jüngere Organisationsformen der Wissenschaften anlässlich aktueller Restrukturierungsvorgaben für Hochschule und Wissenschaft. Die in der Folge entstehenden Netzwerke der Nanotechnologien beispielsweise werden von Akteuren aus der universitären wie außeruniversitären Wissenschaft, der Wirtschaft, der Politik und den Medien gebildet. Zudem hat die kommerzielle Perspektive mittlerweile Eingang in unseren Alltag gefunden und zwar in Form von verschiedensten Produkten, die mittels Nanotechnologie (weiter-)entwickelt worden sind. Diese reichen von Kosmetika über Putzmittel bis hin zu Sportgeräten und Unterhaltungselektronik. Allerdings wird eine Kennzeichnungspflicht für Produkte, die Nanobestandteile enthalten oder die auf Nanotechnologien beruhen, bislang nur diskutiert.[1] Umgekehrt ist der Begriff ‚Nano' nicht geschützt, das heißt, es darf mit dem Label ‚Nano' geworben werden, ohne dass Nanobestandteile oder Nanofunktionen – orientiert an naturwissenschaftlich-technischen Begriffsbestimmungen – für diese Produkte kennzeichnend sind.

Unter dem Begriff Nanotechnologie finden sich verschiedenste wissenschaftliche, politische und gesellschaftliche Akteure zusammen, die mit nanotechnologischen Innovationen diversifizierte, weit reichende Erwartungen assoziieren. Sie formulieren sie als Zukunftsversprechungen und vermitteln dabei entlang der eigenen Interessenlagen vor allem die Potenziale dieser neuen Technologien in die Öffentlichkeit.

Gemeinsam ist diesen Akteuren, dass sie nach technologischen Lösungen von Problemen suchen, seien sie medizinischer, biologischer, chemischer oder informationstechnischer Natur, die künftig gesellschaftliche Anwendung und ökonomische Verwertbarkeit finden könnten. Aus wissenschaftlicher Forschung entwickeln sich gleichzeitig neue Anwendungsmöglichkeiten, die wiederum Bedürfnisse und Wünschbarkeiten schaffen, deren Umsetzung neue Entwicklungsziele konstruieren. Dabei geht die Konstitution sich neu entwickelnder Forschungsfelder einher mit interessegeleiteten disziplinären Umstrukturierungen, die im Sinne von ‚Boundary Work' (Gieryn 1999) zu Grenzverschiebungen zwischen etablierten Disziplinen und sich neu formierenden Fachgebieten führen.

Das wirtschaftliche – mitunter vorerst nur versprochene – Potenzial dieser wissenschaftlichen Entwicklungen treibt die Politik zur finanziellen Förderung solcher Entwicklungen an. Die damit verbundenen finanziellen Anreize werden von wissenschaftlicher Seite her wiederum dankbar angenommen.

Inwieweit dabei technische Risiken der Nanotechnologien und gesellschaftliche Risiken wie etwa soziale oder gesundheitliche Nebenfolgen und ethische Fragen bei derartigen Entwicklungen überhaupt bearbeitet werden, wird in den verschiedenen institutionellen gesellschaftlichen Kontexten unterschiedlich bewertet und in die öffentlichen Diskurse gebracht (vgl. z. B. Beiträge in diesem Band von Erlemann; Fleischer/Quendt; Lösch; Lucht und Schaper-Rinkel).

---

[1] Die einzige Ausnahme bildet bislang die jüngst diskutierte und im November 2009 verabschiedete EU-Richtlinie zur Kennzeichnungspflicht von Nanobestandteilen in Kosmetika. [vgl. http://www.hessen-nanotech.de/dynasite.cfm?dssid=340&dsmid=12699#dstitle_72089, Zugriff 2.3.2010]

Bedeutende Schritte zur Aufarbeitung der Nanotechnologien aus sozial-, geistes- und politikwissenschaftlichen Perspektiven werden durch einige Sammelbände vollzogen (Baird/Nordmann/Schummer 2004; Hunt/Mehta 2006; Schummer/Baird 2006; Nordmann/Schummer/Schwarz 2006; Gazsó/Greßler/Schiemer 2007; Gammel/Lösch/Nordmann 2009).

Alle Bände sind eher jüngeren Datums und folgten in relativ kurzer Zeit aufeinander. Zunächst ging es darum, „den Problemhorizont abzustecken, der sich aus dem hiesigen Diskussionsstand" zu „Nutzen und Risiken, den gesellschaftlichen Auswirkungen und der wirtschaftlichen Bedeutung der Nanotechnologie" ergab (Nordmann/Schummer/Schwarz 2006, vii). Gleich zu Beginn der Diskussion wurde jedoch klar, dass es nicht nur um Nutzen und Risiken der Nanotechnologien sowie deren wirtschaftliche und politische Einbettung gehen kann,[2] sondern dass anhand der Nanotechnologien grundsätzliche ethische, soziologische und philosophische Fragen aufgeworfen werden, sowie die Bedeutung erzeugter Visionen und das Verhältnis von Gegenwart und Zukunft nanotechnologischer Entwicklungen besonderer Aufmerksamkeit bedürfen (vgl. ebd; Schummer/Baird 2006, 1).

Im Band von N. Katherine Hayles (2004) werden Nanotechnologien als kulturelles Phänomen betrachtet. Inspiriert durch eine Ausstellung über *nano*, wie die Ausstellungsmacher sie nannten und an der sowohl Künstler als auch Wissenschaftler beteiligt waren, werden Visionen, Sciencefiction oder auch Transdisziplinarität untersucht. Nachgezeichnet wird die Verwobenheit von Kunst, Kultur und Wissenschaft.

Das Ziel unseres Sammelbandes ist es, die wechselseitigen Gestaltungsprozesse von assoziierten gesellschaftlichen Zukünften und Technologieentwicklungen offen zu legen. Dem Anliegen des Hayles'schen Sammelbandes folgend, wird ebenfalls Zukunftsentwürfen von Kultur und Gesellschaft nachgegangen, die in Praxis und Diskurs der Nanotechnologien aufzufinden sind – allerdings stärker auf Basis empirisch fundierter Studien, als dies zum Zeitpunkt der Publikation von Hayles (2004) möglich war. Wir gehen davon aus, dass die in verschiedenen Akteursgeflechten artikulierten Zukunftserwartungen Teil von imaginierten gesellschaftlichen Zukünften sind und diese gleichzeitig mitformen, indem sie Wünschbarkeiten erst entstehen lassen. Sie implizieren jene kulturellen Erwartungen an Technologisierungen, die in wissenschaftlichen, politi-

---

[2]　Diskussionen um Nutzen und Risiken sowie deren rechtliche, wirtschaftliche, politische und öffentliche Konsequenzen finden sich etwas in Gazsó/Greßler/Schiemer (2007) und Hunt/Mehta (2006).

schen und sozialen Praxen gestaltet und realisiert werden. Dabei schaffen Nanotechnologisierungen einerseits ganz bestimmte Zukünfte und schließen andere aus. Andererseits formen antizipierte Erwartungen an Zukünfte auch die heutigen technologischen Entwicklungen mit.

Anlass für die Zusammenstellung dieses Sammelbands war der Workshop „Nanotechnologie im Fokus sozialwissenschaftlicher Forschung", der am 30.6.2006 an der Technischen Universität Berlin von Petra Lucht, Zentrum für Interdisziplinäre Frauen- und Geschlechterforschung – ZIFG, in Kooperation mit Esther Ruiz Ben, Institut für Soziologie an der Technischen Universität Berlin, durchgeführt wurde. Die beitragenden Autorinnen und Autoren wurden im Anschluss an diesen Workshop – in einigen Fällen auch noch zu späteren Zeitpunkten – eingeladen, ihre Forschungsperspektiven auf die Nanotechnologien vorzustellen. Die Beiträge gehen damit über die Impulsreferate des Workshops weit hinaus, da sie teilweise eigens für diesen Band verfasst wurden.

Dies spiegelt zudem den losen Forschungskontext wieder, der mit unserem Sammelband repräsentiert wird: Dieser Band hat von den unterschiedlichen intellektuellen Kontexten und Forschungsverbünden, die an den Forschungsinstitutionen der Herausgeberinnen existieren, profitiert. Unsere Perspektiven als Herausgeberinnen speisen sich aus der Soziologie, der Politikwissenschaft, der Wissenschafts- und Technikforschung, den Gender Studies, der Risikosoziologie, der Professionssoziologie und nicht zuletzt aus den Natur- und Technikwissenschaften. In unseren Diskussionen haben wir diese Perspektiven miteinander verwoben, haben Widersprüche herausgearbeitet oder sie zu synoptischen Schlussfolgerungen verarbeitet. Last but not least war es uns ein Anliegen, auch Beiträge zur Praxis, zu Fragen nach Partizipationsmöglichkeiten von Öffentlichkeiten an Nanotechnologien und Fragen nach Anwendung und Nutzen derselben zu integrieren. Versammelt sind nun heterogene, aber zugleich auch auf verschiedene Schwerpunkte hin ausgerichtete Beiträge, über deren Erscheinen wir uns freuen.

Aus unterschiedlichen wissenschaftlichen Perspektiven analysieren die Autorinnen und Autoren, welche gesellschaftlichen Versprechungen, Visionen, Unsicherheiten, Risiken und Ungleichheiten im Zusammenhang mit der Entwicklung von Nanotechnologien in wissenschaftlichen, politischen und öffentlichen Praxen entstehen. Den Beiträgen liegen dabei ganz unterschiedliche Ansätze zugrunde, von sozialwissenschaftlich-empirischen wie Interviewstudien und diskursanalytischen Verfahren bis hin zu transdisziplinären Vorhaben, von eher explorativ angelegten Texten bis hin zu Ergebnisdarstellungen von durchgeführten Studien. Ebenso divers sind die disziplinären Hintergründe der Autorinnen und Autoren. Sie reichen von der Wissenschaftsforschung und den Gender Studies über die Professionssoziologie und die Politikwissenschaft bis hin zur Technikfolgenabschätzung. Diese Bandbreite an Zugängen zeigt nicht zuletzt die Vielfalt der Perspektiven, mit der man sich der Technologisierung gesellschaftlicher Zukünfte im Falle der Nanotechnologien nähern kann.

Aus dieser multidisziplinären Sicht wollen wir Einblicke in ein noch im Entstehen befindliches Praxisfeld bieten, welches zu gesellschaftlichen Erwartungen an mögliche Technologisierungen beiträgt und damit einen Korridor der Gestaltung technologischer und gesellschaftlicher Zukünfte öffnet.

In Teil A werden Nanotechnologien im Kontext von Politik und Gesellschaft diskutiert und es wird der Frage nachgegangen, wie Nanotechnologien gesellschaftlich produziert und politisch gesteuert werden.

Der Frage, wieso die Nanotechnologien einen so hohen Stellenwert in der wissenschaftspolitischen und in der öffentlichen Diskussion zugewiesen bekommen, geht *Ulrike Felt* in ihrem Beitrag nach. Sie schlägt vor, das Konzept der Ko-Produktion von Wissenschaft und Gesellschaft von Sheila Jasanoff sowie die Analysen von Helga Nowotny zur Transformation der Forschung durch die Verquickung mit der Gesellschaft als theoretische Rahmung zu nutzen, um solche Fragen zu analysieren. Vier Perspektiven unterscheidet sie als Herausforderungen für die sozialwissenschaftliche Auseinandersetzung mit den Nanotechnologien: erstens die Analyse der Versprechen zu technopolitischen Zukünften; zweitens die Analyse der Bewertungs- und Handlungsrahmen, die unterschiedliche Innovationsmodelle bilden; drittens die Analyse der Mechanismen hinter den besorgniserregenden Zukunftsszenarien der Nanotechnologien; viertens die Frage, wie Partizipationsprozesse im Kontext der Nanotechnologien organisiert werden können.

Der Beitrag von *Petra Schaper-Rinkel* beschäftigt sich mit der diskursiven Konstruktion der Nanotechnologie. Sie zeigt, wie die Nanotechnologie diskursiv entwickelt wird und konkretisiert, wie bei der Konstituierung der Nanotechnologien die staatliche Politik beteiligt ist. Weit entfernt vom geforderten upstream engagement der Wissenschaft und der Gesellschaft entwickelt sich die Nanotechnologie nach den Vorstellungen „dominanter Sprecher", die um die Akzeptanz dieser technologischen Innovation fürchten und sie mit Hilfe von spezifischen Dialogen vorzeitig zu beeinflussen versuchen.

Wie sich die in die Nanotechnologien involvierten Akteure derartige Partizipationsprozesse vorstellen und welche Kommunikationsstrategien mit der Öffentlichkeit sie für sinnvoll erachten, ist das Thema des Beitrags von *Martina Erlemann*. Sie analysiert, was politische, wissenschaftliche und wirtschaftliche Akteure im Sinn haben, wenn sie sich des Schlagwortes eines „Dialoges mit der Öffentlichkeit" bedienen. Der Ruf nach einem „Dialog" stellt sich dabei weit weniger als ein Zeugnis für die veränderte Rolle von BürgerInnen in einem Modell partizipativer Technikgestaltung heraus, als dass er sich zwischen den Zeilen einem vielmehr expertokratischen Modell verpflichtet zeigt.

Torsten Fleischer und *Christiane Quendt* berichten über zwei Fokusgruppen-Diskussionen zum Thema Nanotechnologien, die sie mit Bürgern und Bürgerinnen durchgeführt haben. Sie kommen zu dem Schluss, dass ausgewogene Informationen über neue Technologien, die sowohl Chancen und Risiken als auch Nicht-Wissen beinhalten, einen Zuwachs an Vertrauen in die nanotechnologischen Entwicklungen bewirken könnten. Es sei weniger die Menge und „Wissenschaftlichkeit" an angebotenem Wissen als vielmehr die Zeit- und Kontextabhängigkeit wissenschaftlichen Wissens und seiner Grenzen, die hier entscheidende Faktoren sind.

Teil B fokussiert auf das Verhältnis von Praxen und Visionen im Kontext der Nanotechnologieforschung. Für die Toxikologie wird eine Disziplinenanalyse vorgestellt (Kurath/Kaiser). Ein Autor diskutiert den Einsatz und die Wirkung von Bildern, die in Nanotechnologiediskursen benutzt werden (Lösch) und ein weiterer Beitrag untersucht das Verhältnis von Populärkultur und Nanotechnologie, wie es sich in entsprechenden Sciencefiction widerspiegelt (Lucht).

Monika Kurath und *Mario Kaiser* gehen konkret der Frage nach, welchen Herausforderungen sich die Toxikologie als Disziplin durch die Entwicklungen der Nanowissenschaften und -technologien zu stellen hat und ob diese für sie eine Chance oder eher eine Gefahr darstellen. Kurath und Kaiser stellen eine zunehmende Verwissenschaftlichung des toxikologischen Grundverständnisses fest, wobei gerade die Partizipation an den Nanotechnologien dazu beiträgt, sich aus der Spannung zwischen Leistungsauftrag und Funktionserfüllung zu lösen. Die Autoren postulieren, dass nur die spezifische Verhandlung der Nanotechnologien durch einzelne Disziplinen die Nanowissenschaften kondensieren oder emergieren lässt.

Mit den Grenzziehungen zwischen Populärkultur und Wissenschaft beschäftigt sich *Petra Lucht*. Sie geht in ihrem Beitrag der Frage nach, welche Funktionen unterschiedliche Formen von Grenzziehungen zwischen Nano-Sciencefiction als Teil der Populärkultur auf der einen Seite und Nanotechnologie als Wissenschaft auf der anderen Seite haben. Ihr methodisches Vorgehen, als

‚Symptomatische Diskurslektüre' bezeichnet, verbindet dabei das Konzept der akteurszentrierten Grenzziehungsarbeit (‚Boundary Work', Gieryn 1999) mit dem der ‚symptomatischen Lektüre' in Anlehnung an Althusser. Ihre Analyse ist hierbei um den für Diskurse zu Nanotechnologien anfangs wichtigen Begriff ‚assembler' (Drexler 1986) herum zentriert. Lucht untersucht flexible Äußerungen von ‚Diskurs-Akteuren' wie den Medien, Raumfahrtbehörden und Fachwissenschaftlern in medial, populärwissenschaftlich und fachwissenschaftlich gelagerten Diskursen. Das Nicht-Mögliche, das Imaginäre, so ihre These, ist als Negation in Nanotechnologiediskurse eingehegt, es stabilisiert Wissenschaft und gibt in Form von Visionen auch bevorzugte Richtungen für zukünftige Forschung und Entwicklung vor.

Aus einer diskursanalytischen Sicht untersucht *Andreas Lösch,* wie visionäre Bilder von Nanorobotern und Mini-U-Booten in populärwissenschaftlichen Magazinen Erwartungen an die Zukunftspotentiale der Nanotechnologie geweckt haben. Lösch stellt fest, dass der Gebrauch solcher Bilder als Kommunikationsmedien sinnstiftende Kommunikation zwischen wissenschaftlichen, wirtschaftlichen und massenmedialen Bewertungen über Potenziale heutiger Entwicklungen der Nanotechnologien erzeugt hat. Solche Bilder sind laut Lösch sowohl Mittel zur Kommunikation über die Nanotechnologie, als sie gleichzeitig auch die Kommunikation konstituieren. Dabei ist vor allem entscheidend, was die Bilder für die jeweiligen Beobachter repräsentieren.

Anschließend werden in Teil C soziale Ungleichheiten in Hinsicht auf die Kategorie Geschlecht bezüglich der Produktion von Nanotechnologien analysiert.

In ihrem Beitrag verfolgt *Ines Weller* die These, dass der Prozess des ‚Doing Nanotechnologie' mit dem des ‚Doing Gender' verbunden ist. Sie analysiert die Präsenz nanotechnologischer Produkte im Alltag und stellt fest, dass es an Studien über Gender-Dimensionen solcher Präsenz noch fehlt. Auf der Basis der vom ISOE vorgeschlagenen drei Analysedimensionen für eine Genderanalyse (d. s. Gestaltungsmacht, Arbeitsteilung sowie Auswirkungen auf Reproduktion und Gesundheit) untersucht sie das Feld der Nanotechnologien. Doch der völlige Mangel an Daten und Untersuchungen in Bezug auf ihre Fragestellung lässt vor allem Raum für offene Fragen: Wer profitiert von den nanotechnologischen Innovationen und wer trägt die Risiken? Wessen Probleme werden adressiert, wessen gerade nicht? Welche Rolle spielen dabei der Markt und seine Ökonomie?

Esther Ruiz Ben beschäftigt sich in ihrem Beitrag mit der Geschlechtersegregation in der Entwicklung der Nanoelektronik. Sie nähert sich diesem entstehenden Feld explorativ an, indem sie die Nanoelektronik im Professionalisierungsprozess der Informatik kontextualisiert und drei Hauptpunkte vorschlägt, die empirisch untersucht werden sollten: erstens die Identifizierung der wichtigsten Akteure in der Entwicklung der Nanoelektronik und die Beteiligung von Frauen daran; zweitens, wie die zentralen Ressourcen professioneller Projekte – das heißt Bildung und spezifische Fähigkeiten – als konkrete Forderungen formuliert werden und drittens, welche Definition von gesellschaftsrelevanten Problemen sowie Mechanismen zur Etablierung abstrakten Wissens und zur Abgrenzung von Wissens- und Praxisfeldern benutzt werden.

Wie die Beiträge zeigen, öffnen die Nanotechnologien unerforschte Entwicklungswege für unterschiedliche wissenschaftliche Disziplinen, Arbeitsfelder und politische Instanzen. Doch zukünftige gesellschaftliche Pfade werden durch Nanotechnologien und damit durch jene Akteure hervorgerufen, die sich zur Entwicklung dieser Technologien positionieren. Gerade die Vorstellung zukünftiger Potenziale, wozu auch gesellschaftliche Akteure beitragen, stellt die Grundlage für die Suche der Nanotechnologien nach Manipulationsmöglichkeiten der Materie dar. Während Felt die Frage nach den Versprechen technopolitischer Zukünfte noch offen für Analysen lässt, stellt Schaper-Rinkel in der Tendenz eine diskursive Hegemonie von Nanotechnologien heraus. Hier stellt sich die Frage, wie sich die Nanotechnologien differenzieren und wie die Zukunftsvorstellungen von involvierten Akteuren mit eigenen disziplinären Interessen konvergieren und wie sie mit anderen wissenschaftlichen Disziplinen nach politischer und gesellschaftlicher Unterstützung ihrer Gestaltungsmacht suchen. Sowohl Felt als auch Schaper-Rinkel und Erlemann prognostizieren hier eine schwache, eher passive gesellschaftliche Beteiligung an nanotechnologischer Zukunftsgestaltung, die noch überwiegend durch Bilder kommuniziert und konstituiert wird. Dies wird in den Beiträgen von Kurath/Kaiser, Lösch und Lucht gezeigt. Bilder, Filme und Narrative überbrücken die Distanz zwischen den Abstraktionen wissenschaftlicher Entwicklungen und den gegenwärtigen Alltagsvorstellungen und -welten der Subjekte. Sie vergegenwärtigen zukünftige Anwendungsmöglichkeiten der Nanotechnologien und lassen damit durch Imagination die Akzeptanzfenster für neue Produkte schaffen.

Eine derartige Gestaltungsmacht der Nanotechnologien ist aber ungleich verteilt. Dies stellen im Hinblick auf Geschlechterverhältnisse die letzten beiden Beiträge von Weller und Ruiz Ben heraus. Inwieweit dies der Fall ist, bleibt aber dennoch eine offene Frage. Wichtig bei der Untersuchung von Ungleichheiten im Bereich der Nanotechnologien ist zunächst nach Meinung beider Autorinnen, diejenigen Akteure zu identifizieren, die von nanotechnologischen Innovationen profitieren. Hieran anschließend formulieren sie Thesen und Fragestellungen für die Geschlechterforschung in den Nanotechnologien.

Dieser Sammelband wäre nicht erschienen ohne die finanzielle, ideelle wie organisatorische Unterstützung verschiedener Institutionen und Organisationen: Der Workshop zu „Nanotechnologie im Fokus sozialwissenschaftlicher Forschung" an der Technischen Universität Berlin am 30.6.2006 wurde ideell unterstützt und finanziert vom „Förderverein des Zentrums für Interdisziplinäre Frauen- und Geschlechterforschung (ZIFG) der TU Berlin". Das Team des ZIFG unter Leitung von Prof. Sabine Hark hat die Organisation und Durchführung des Workshops maßgeblich unterstützt. Die Publikation dieses Sammelbandes wurde finanziert aus Mitteln des Berliner Programms für Chancengleichheit sowie des Zentrums für Interdisziplinäre Frauen- und Geschlechterforschung der TU Berlin.
Wir danken Angelika Saupe, Bremen, für ihr Lektorat und die Herstellung der Druckvorlage. Ganz besonderer Dank gebührt ihr für ihre Bereitschaft, auch die nach Abgabefrist eingegangenen Beiträge einer Durchsicht zu unterziehen und diese für die Drucklegung vorzubereiten. Wir danken dem Centaurus Verlag für die kooperative und unterstützende Zusammenarbeit.

Augsburg und Berlin, Februar 2010

Martina Erlemann
Petra Lucht
Esther Ruiz Ben

Literatur

Baird, Davis; Nordmann, Alfred; Schummer, Joachim (Hg.) (2004): *Discovering the nanoscale*. IOS Press, Amsterdam.

Drexler, K.; Eric, K. (1986): *Engines of Creation. The Coming Era of Nanotechnology*. Anchor Press, New York.

Gammel, Stefan; Lösch, Andreas; Nordmann, Alfred (Hg.) (2009): *Jenseits von Regulierung: Zum politischen Umgang mit der Nanotechnologie*. Akademische Verlagsanstalt AKA, Heidelberg.

Gazsó, André; Greßler, Sabine; Schiemer, Fritz (Hg.) (2007): *Nano. Chancen und Risiken aktueller Technologien*. Springer, Wien, New York.

Gieryn, Thomas F. (1999): Contesting Credibility Cartographically. In: *Cultural Boundaries of Science – Credibility on the Line*. University of Chicago Press, Chicago, 1-35.

Hayles, N. Katherine (Hg.) (2004): *Nanoculture. Implications of the new technoscience*. Intellect, Bristol.

Hunt, Geoffrey; Mehta, Michael (Hg.) (2006): *Nanotechnology. Risk, Ethics and Law*. Earthscan, London.

Nordmann, Alfred; Schummer, Joachim; Schwarz, Astrid (Hg) (2006): *Nanotechnologien im Kontext: Philosophische, ethische und gesellschaftliche Perspektiven*. Akademische Verlagsanstalt AKA, Berlin.

Schummer, Joachim; Baird, Davis (Hg.) (2006): *Nanotechnology Challenges. Implications for Philosophy, Ethics and Society*. World Scientific Publishing, Singapur.

Teil A

Nanotechnologien im Kontext von Politik und Gesellschaft

Ulrike Felt

Leben in Nanowelten: Zur Ko-Produktion von Nano und Gesellschaft[1]

Es gab bislang „nichts Vergleichbares in der Geschichte der Naturwissenschaften", hob ein jüngst in der renommierten Zeitschrift *Nature* (2007) erschienenes Editorial zum Thema Nanotechnologien und Gesellschaft mit Nachdruck hervor. Damit wird nicht etwa – wie man annehmen könnte – auf das techno-ökonomische Potenzial von Nanotechnologien in ihren vielfältigen Umsetzungsformen verwiesen. Vielmehr bezieht sich diese Beobachtung auf die Fülle von Wissenschaftler- und Bürgergruppen in Europa, den USA und Australien, die über Nanotechnologien „in breit angelegten Übungen öffentlicher Beteiligung" beraten haben. Zum anderen wird der Moment, in dem dies passiert, hervorgehoben: Noch nie zuvor sei an so einem frühen Zeitpunkt im Innovationsprozess eine öffentliche Diskussion zu sozialen und ethischen Konsequenzen dieser Forschung in so breiter Weise geführt worden.

Nicht zuletzt geschieht dies, da die Entwicklungen im Kontext von Nanotechnologien bzw. Nanowissenschaften – im Folgenden auch kurz „Nano" genannt[2] – scheinbar unvermeidlich durch die Brille rezenter Erfahrungen in den Biowissenschaften und insbesondere in der grünen Gentechnik betrachtet werden. Die deutliche Ablehnung von genetisch veränderten Organismen durch breite Segmente der Öffentlichkeit wird vor allem auf politischer Ebene als ein traumatisches Erlebnis beschrieben. Nach bedeutenden finanziellen Investments in Forschung und Entwicklung und zu einem Zeitpunkt, zu dem die Umsetzung bereits in vollem Gange war, wurde diese von zahlreichen wissenschaftlichen und ökonomischen Akteuren als vielversprechend eingeschätzte technologische Möglichkeit öffentlich in Frage gestellt und boykottiert. Dies wurde in Analysen von

---

[1] Dieses Paper wurde im Rahmen des Projektes „Making Futures Present: On the Co-Production of Nano and Society", gefördert vom österreichischen Fonds zur Förderung der wissenschaftlichen Forschung (P20819), geschrieben.

[2] In einem späteren Teil des Artikels wird es von Interesse sein, die Unterbestimmtheit und Multiplizität des Begriffes „Nano" und die daraus resultierenden Konsequenzen zu reflektieren.

politischer Seite immer wieder auf eine verspätete und nicht angemessene Kommunikation der Möglichkeiten grüner Gentechnik zurückgeführt und als Beispiel dafür angesehen, dass neue Formen von wesentlich verteilterem Regieren und Regulieren (kurz neue Formen von Governance) gefordert sind (Kearnes et al. 2006; Mehta 2004; UNESCO 2006). Für die Nanotechnologien wollte man also dafür Sorge tragen, dass es zu keiner Wiederholung kommt. Aus diesem Erfahrungszusammenhang heraus sollte für Nano der Versuch unternommen werden, die gesellschaftliche Auseinandersetzung mit dieser Innovation zu einem früheren Zeitpunkt stattfinden zu lassen, also das Format des *„upstream engagements"* mit Wissenschaft (Wilsdon & Willis 2004) zu wählen, – wobei man die hinter dieser Metapher liegende Vorstellung eines linearen „Innovationsflusses" durchaus kritisch betrachten könnte. Dies bedeutet konkret, dass Entwicklungen möglichst früh breit diskutiert werden sollten. Eine solche Herangehensweise würde – so die Hoffnungen und Erwartungen – gegenüber klassisch eingeübten Mechanismen des Umgangs mit neuen techno-wissenschaftlichen Entwicklungen, die Möglichkeit bieten, breitere Fragen zu stellen wie: „Wem nützen solche Innovationen?" oder „Welche Vorstellungen von Gesellschaft sind ihnen inhärent bzw. werden durch sie verwirklicht?", ohne mit bereits fertigen Entwicklungen und Produkten konfrontiert zu sein. Damit könnten noch Weichenstellungen vorgenommen werden, jenseits einer dichotomen ja/nein Diskussion, mit dem schlussendlichen Ziel, ein langfristig stabileres Umfeld für Nano zu schaffen.

Ohne hier näher auf die Fundiertheit des Vergleiches zwischen Bio und Nano eingehen zu wollen (es gibt eine Reihe grundlegend unterschiedlicher Sachlagen in diesen beiden Feldern, die den oft gemachten direkten Vergleich eher fraglich wirken lassen), scheinen die sehr großen Variationen zwischen verschiedenen nationalen Kontexten, sowohl was die Form, den Zeitpunkt als auch die Intensität der Auseinandersetzungen angeht, von großem Interesse. Während in den USA, den Niederlanden oder in Großbritannien, um nur drei Beispiele zu nennen, größere Programme der Begleitforschung sowie öffentliche Partizipationsmöglichkeiten an der Diskussion von politischer Seite ins Leben gerufen wurden, blieben andere Länder, wie etwa Österreich, eher zurückhaltend was eine breitere Diskussion betrifft.[3] Diese Unterschiede ließen sich zum einen auf die Existenz unterschiedlicher „civic epistemologies" (Jasanoff, 2005), also auf Differenzen in den Arten und Weisen wie in spezifischen Gesellschaften kollektive

---

[3] In Rossini & Pohl (2009) ist eine Zusammenstellung internationaler ELSI-Projekte im Nano-Bereich zu finden.

Entscheidungen auf techno-wissenschaftlichem Wissen basierend herbeigeführt werden, zurückführen, zum anderen könnte man darin den Hinweis auf differente techno-politischen Kulturen (Felt et al. 2009b) sehen. Gerade letzteres würde dann etwa das Fallbeispiel Österreich erklären können, welches in den Bereichen Bio und Nano fundamental unterschiedliche Herangehensweisen aufweist.

Insgesamt bleibt aber die Frage, wieso gerade dieses Thema einen solchen Stellenwert in der wissenschaftspolitischen und in unterschiedlichem Ausmaß in der öffentlichen Diskussion zugewiesen bekommt. Was macht Nano so bedeutungsvoll, sowohl für mediale Berichterstattung, sozialwissenschaftlich-ethische Analysen oder aber auch partizipative Verfahren? Wieso sind Politiker dazu bereit, sowohl auf nationaler als auch europäischer Ebene in eine gesellschaftliche Auseinandersetzung mit diesen neuen Entwicklungen zu investieren?

Aus der Perspektive der Wissenschaftsforschung[4] – also aus einer sozialwissenschaftlich orientierten Sichtweise – stellen sich in der Auseinandersetzung mit Nano und Gesellschaft in dem eben skizzierten Kontext eine Fülle von Fragen. Dabei geht es darum, eine ausschließlich bzw. vor allem auf Risiko ausgerichtete Perspektive zu verlassen und die rund um Nano stattfindenden Prozesse als versuchte Gesellschaftsgestaltung durch techno-wissenschaftliche Innovationen zu verstehen und zu analysieren. Es werden also die Spezifizitäten *dieser* techno-wissenschaftlichen Entwicklung in den Fokus genommen, wobei gleichzeitig Nano auch als Fallbeispiel für den sich wandelnden gesellschaftlichen Umgang mit techno-wissenschaftlichen Veränderungen gesehen wird. Nach einer kurzen Darstellung des diesem Essay zugrunde liegenden Verständnisses der Relationen von Technowissenschaft und Gesellschaft, werden drei zentrale Analyseperspektiven des Phänomens Nano beispielhaft herausgearbeitet, zu denen die Sozialwissenschaften Beiträge leisten können und sollten bzw. sie in Ansätzen schon geleistet haben. Dadurch soll aber auch deutlich gemacht werden, dass Nano ein ausgezeichnetes Fallbeispiel bietet, um zu einem weit über die spezifischen Konstellationen hinausgehenden Verständnis des kontemporären

---

[4] Wissenschaftsforschung (im Englischen auch als Science and Technology Studies, STS, bezeichnet) ist ein relativ junges, interdisziplinäres sozialwissenschaftliches Forschungsfeld, welches sich zum Ziel gesetzt hat, zum Verständnis der komplexen und vielschichtigen Wechselwirkungen zwischen Wissenschaft, Technik und Gesellschaft einen wesentlichen Beitrag zu leisten. Dabei wird einerseits der Einfluss untersucht, den soziale, ökonomische, politische und ideologische Kontexte auf die Art und Weise wissenschaftlicher Erkenntnisproduktion haben, also wie Gesellschaft Wissenschaft und Technik formt. Andererseits geht es darum, zu analysieren, wie wissenschaftlich-technische Entwicklungen unser Denken, unser Wahrnehmen und unser Leben in dieser Gesellschaft gestalten.

Wandels der Beziehungen von Wissenschaft, Technik und Gesellschaft zu gelangen. Dabei soll in einem ersten Schritt Nano als ein Feld betrachtet werden, in dem es nicht nur um das zukünftige Potenzial dieser techno-wissenschaftlichen Innovationen geht, sondern auch um die potenziellen Zukünfte, die damit einhergehen. Hier sind die zentralen Fragen: Wie werden diese Zukünfte konstruiert und welche Bedeutung besitzen sie im Kontext von Nano? Im zweiten Fokus steht das „Label" Nano selbst und die notorische Schwierigkeit, das greifbar zu machen, was unter diesem Begriff subsummiert wird. Unsere Aufmerksamkeit wird somit auf die Multiplizität dieses „Objektes" Nano gerichtet sein, um der Frage nachzugehen, was dies für den wissenschaftlichen und gesellschaftlichen Umgang mit Nano bedeutet. Schließlich stellt sich dann im Zusammenhang mit den bereits erwähnten Versuchen des „upstream engagement" in Sachen Nano die Frage, welche Modelle der Governance von Wissenschaft und Technik hier implizit und explizit angedacht und zum Teil schon umgesetzt sind und welche Konsequenzen diese für Wissenschaft und Gesellschaft haben. Dadurch soll aufgezeigt werden, wie schwierig es ist, dieses Phänomen „Nano" zu fassen, worin einige der impliziten Agenden in dieser Debatte bestehen, aber auch wo wesentliche gesellschaftspolitische Herausforderungen zu verorten sind.

I.   Zur Ko-Produktion von Nano und Gesellschaft

In den 1980er Jahren prägte der US-amerikanische Technikhistoriker Thomas Hughes (1986) den Begriff des „nahtlosen Gewebes", womit er in einer durchaus treffenden Weise versuchte, die untrennbare Verwobenheit aus Wissenschaft, Technik und Gesellschaft zu beschreiben. Indem er diese Metapher des Gewebes, also gewissermaßen des Stoffes, aus dem eine Zeit gemacht ist, mit dem Adjektiv nahtlos kombiniert, versucht er zum Ausdruck zu bringen, dass wir keine bevorzugte Richtung ausmachen können, dass also sowohl Gesellschaft Technik gestaltet, aber auch Technik die Gesellschaft. Dies hat gerade in den letzten Jahren zu einer Fülle von Diskussionen in der Wissenschaftsforschung geführt, die sich unter anderem entlang von Konzepten der Ko-Produktion (Jasanoff 2004) oder der Ko-Evolution (Gibbons et al. 1994) von Wissenschaft, Technik und Gesellschaft bewegt haben. Dabei bringt Jasanoff dies besonders nachdrücklich auf den Punkt, indem sie hervorhebt, dass „die Art und Weisen, wie wir wissen und die Welt (sowohl Natur als auch Gesellschaft) repräsentieren, untrennbar damit verknüpft sind, wie wir entscheiden in ihr zu leben. Wissen und seine materiellen Verkörperungen sind also gleichzeitig Produkte sozialer Arbeit und konstitutiv für die Formen sozialen Lebens." (Jasanoff 2004, 2-3) Somit müssen wir Wissensproduktion, aber vielmehr noch Technologieproduktion immer schon als „Ergebnis" unserer Lebensweise verstehen, quasi als eingewoben in unsere gesellschaftlichen Praktiken und Denkweisen, ebenso wie die Gesellschaft, deren Teil wir sind, von unserem Wissen geformt wird. Wissenschaft und Technologie sind damit untrennbar mit Bedeutungszuschreibungen, Werteordnungen und Machtverhältnissen verwoben.

Diese Verquickung von Technowissenschaft und Gesellschaft, und was dies insbesondere für Forschung selbst bedeutet, wurde in den Arbeiten von Gibbons, Nowotny und Koautoren zum Thema gemacht (Gibbons et al. 1994; Nowotny et al. 2001). Sie argumentieren für ein ko-evolutives Verständnis von Wissenschaft und Gesellschaft mit besonderem Verweis auf die Tatsache, dass durch die immer enger werdende Verknüpfung von Wissenschaft und Gesellschaft auch die Wissensproduktion einen Wandel erfahren hätte. Unter der Bezeichnung „Mode 2" beschreiben die Autoren eine Ausweitung des Forschungsprozesses, in dem stärker denn je „Entdeckung, An- und Verwendung eng miteinander verknüpft sind" (Gibbons et al. 1994, 46). Darüber hinaus konstatieren sie eine projektbezogene Aufweichung der Disziplinengrenzen, eine Temporalisierung der Forschung – stärkere Organisation in Form von Projekten und Programmen, engere Zeithorizonte was die ökonomischen Erwartungen betrifft, sowie eine bedeutendere Fluktuation der Forscher als Träger des Wissens – aber auch sich wandelnde experimentelle Prozesse, die zunehmend „von Grundsätzen des Designs geleitet werden, die ursprünglich in den industriellen Prozessen entwickelt wurden." (Gibbons et al. 1994, 19) Vor allem aber beschreiben die Autoren die Verschiebung des Fokus des wissenschaftlich-technischen Unternehmens von einem „scientifically sound" zu einem „sozial robusten" Wissen (Nowotny et al. 2001), ein Begriff, welcher quasi symbolisch die stärkere Kontextbezogenheit und die neuen Formen der gesellschaftlichen Verteilung von Wissen zum Ausdruck bringen soll.

Sowohl das von Jasanoff entwickelte Konzept der Ko-Produktion von Wissenschaft und Gesellschaft als auch die Analysen von Nowotny et al. zur Veränderung der Forschung durch ihre stärkere Verquickung mit Gesellschaft sind wesentliche Rahmungen, um das Phänomen Nano und seine gesellschaftliche Bedeutung zu verstehen. Wie sich die Verwobenheit von Technowissenschaft und Gesellschaft manifestiert und wie diese in einer Analyse zu berücksichtigen ist, soll nun an drei ausgewählten Blickwinkeln auf Nano deutlich gemacht werden.

**II.	Making futures present: Nano als „Übungslabor" für eine Soziologie der Erwartungen**

Um die gesellschaftliche Bedeutung techno-wissenschaftlicher Innovationen in ihrer Komplexität und Tragweite einschätzen zu können, ist es von zentralem Interesse, einen Blick auf die Verhandlungen über deren zukünftiges Potenzial zu werfen. Zahlreiche Studien haben in den letzten Jahren darauf verwiesen, dass unsere Ausrichtung auf die Zukunft längst nicht mehr auf einem einfachen Fortschrittsglauben beruht, wie wir diesen noch bis in die 1970er Jahre antreffen konnten (siehe etwa Adam & Groves 2007). Während man bis zu diesem Zeitpunkt davon ausging, dass jegliches Investment in wissenschaftlich-technische Innovation immer auch – wenngleich in unterschiedlichem Grad – gesellschaftlichen Fortschritt mit sich bringen würde, so wird heute früher denn je auch im Bereich der Grundlagenforschung eingefordert, eine Vorstellung über mögliche Anwendungszusammenhänge mitzudenken (Nowotny & Felt 1997). Auch von Seiten der Politik werden wesentlich fokussiertere Förderstrategien zur Anwendung gebracht, die zumeist mit gesellschaftlichen (ökonomischen) Erwartungen – wenngleich bisweilen sehr lose – verknüpft werden. Damit könnte man durchaus in den Raum stellen, dass stärker denn je im Wissenschaftsbetrieb explizit eingefordert wird, nicht nur Wissen zu produzieren, sondern damit verknüpft auch entsprechende Zukünfte mit zu entwickeln. Es geht also um eine „Vergegenwärtigung der Zukunft", die dann gleichzeitig als offen und responsfähig auf menschliche Interventionen gesehen wird (siehe Gibbons et al. 1994; Nowotny et al. 2001). Dies bedeutet aber auch, dass die Gegenwart gewissermaßen aus dem Blickfeld gerät und weitgehend auf die Rolle der Produzentin von Zukunft reduziert wird. Die Debatten um Nano sind hierfür ein exzellentes Beispiel, denn in der Geschichte dieses Feldes spielten von Anfang an Utopien und Dystopien eine ganz zentrale Rolle. Es ging immer auch darum, mögliche Zukünfte in einen gegenwärtigen Gestaltungsraum hereinzuholen, sie als Ressource zu nutzen bzw. über sie zu verhandeln.

Diese Zukunftskonstruktionen sind nun nicht nur als eine marginale Begleiterscheinung des wissenschaftlich-technischen „Kerngeschäfts" zu verstehen, sondern sie zeigen eine performative Wirkung, sind Ressource (Felt 2007) und Projektionsfläche für mögliche Entwicklungen. Es gilt also zu verstehen, wie sich die an Nano gerichteten Erwartungen in und auf die Entwicklung des Feldes auswirken, aber auch umgekehrt, wie bestimmte Weiterentwicklungen immer auch spezifische Zukunftsvorstellungen mit sich bringen. Dies wird etwa deutlich, wenn man die Ansichten von Mihail Roco, einem der zentralen Protagonisten des US-amerikanischen Nanotechnologie-Programmes, betrachtet, die er gemeinsam mit William Bainbridge 2002 in seiner Studie ausformulierte. Dabei wird nicht nur die technologische Bedeutung von Nano hervorgehoben, sondern eine *„more efficient societal structure"* (Roco & Bainbridge 2002, 281), die über nanotechnologische Umsetzungen herbeizuführen wäre, als Ziel formuliert. Es geht also nicht darum, Innovationen in die bestehende Gesellschaft einzupassen, sondern durch Nano-Entwicklungen eine effizientere – wobei die genaue Bedeutung dieses Begriffs weitgehend ungeklärt bleibt – Gesellschaft zu schaffen.

Es wäre daher aufschlussreich, die Entwicklungen rund um Nano durch die Brille einer „Soziologie der Erwartungen" zu betrachten, um so die Verquickung von Erwartungen, Handlungspotenzialen und tatsächlich gesetzten Handlungen besser zu verstehen (Brown et al. 2000; Brown & Michael 2003). Aus der bereits existierenden, jedoch auf andere Bereiche bezogenen Literatur, können wir unsere Aufmerksamkeit auf zwei interpretative Register lenken, mit denen Menschen Wandel konzeptualisieren und sich diesbezüglich eine Position erarbeiten. Zum einen geht es darum zu verstehen, wie Zukunft in der Vergangenheit repräsentiert war, in welcher Weise und zu welchem Grad sich diese „vergangene Zukunft" verwirklichen konnte, aber auch, wie sich diese von den jetzigen Zukunftsentwürfen unterscheidet bzw. welche Parallelen sich herstellen lassen. Es geht also um das, was Brown und Michael (2003) so treffend „retrospecting prospects" nennen. Zum anderen gilt unsere Aufmerksamkeit der möglichen Verwendung von Erinnerungen an vergangene Zukünfte, um zu analysieren, wie diese in der Herausbildung und argumentativen Festigung gegenwärtiger Zukunftskonstruktionen zum Einsatz gelangen. Dies nennen die Autoren dann „prospecting retrospects".

Ein kleines Beispiel für den eben beschriebenen Mechanismus zeigt sich in der Risikodebatte rund um die Möglichkeiten gesundheitlicher Schädigung etwa durch das Einatmen von sogenannten Nanoröhrchen (*nanotubes*). Diese werden auf Grund ihrer Leichtigkeit bei gleichzeitiger Festigkeit und elektrischer Leitfähigkeit als sehr zukunftsträchtig angesehen und zwar in vielen Anwendungszusammenhängen. Gleichzeitig taucht in der öffentlichen Risikodiskussion immer wieder der Vergleich mit Asbest auf. Auch hier hatte man sehr lange den Glauben gehegt, einen Zukunftsstoff, eine „Wunderfaser", gefunden zu haben, bis man über die Jahre feststellen musste, dass diese durchaus massive gesundheitliche Schädigungen bei Menschen auslöst.[5]

Eine zweite – wesentlich weiter reichende Frage – in diesem Zusammenhang
wäre natürlich auch das Lernen für Nano aus der Analogie mit „Bio", was gerade im Politikdiskurs, wie eingangs erwähnt, große Aufmerksamkeit erhält. Hier
wird versucht aufzuzeigen, wie eine vielversprechende vergangene Zukunft quasi verspielt wurde und wie aus den Fehlern – die häufig auf der Ebene der
Kommunikation angesiedelt werden – für die Diskussion über Nano gelernt
werden sollte. Dass eine solche Analogiesetzung ihre Tücken hat und keineswegs einfach vorgenommen werden kann, haben etwa Sandler und Kay (2006)
oder Kearnes mit Koautoren (2006) argumentiert.

Die mit einer Kultur der Zukunftskonstruktion zusammenhängenden Mechanismen zu beobachten und zu verstehen, ist von besonderer Bedeutung, wenn
man davon ausgeht, dass diese gerade in entstehenden Feldern wie Nano eine
wesentliche Rolle spielen. Verschiedene Akteure, von staatlichen Einrichtungen
bis zu unterschiedlichsten ökonomischen Akteuren, investieren in Forschung
und technologische Entwicklung eben auf der Basis weitreichender Erwartungen
an die Realisierung einer von ihnen imaginierten Zukunft. Und es sind diese
breiteren Visionen, diese potenziellen Abenteuer in ganz neuen Möglichkeitswelten, welche dann auch die Anziehungskraft von Feldern wie Nano ausmachen. Dabei darf aber auch nicht aus dem Auge verloren werden, dass diese Erwartungen, die die technologischen Entwicklungen ständig neu rahmen und
formen, einem kontinuierlichen Prozess des Getestet-Werdens ausgesetzt sind.
So sind eben etwa Medien nicht nur als Berichterstatter zu verstehen, sondern
auch als eine Art „Laboratorium", in dem die entworfenen Zukünfte auf ihre
„gesellschaftliche Tauglichkeit" hin getestet werden (Oudshoorn 2003). Aber
auch die bereits eingangs angesprochenen Bürgerbeteiligungsverfahren oder die
vielerorts organisierten öffentlichen Debatten zu Nano und Gesellschaft sind als
solche Laboratorien zu verstehen. Zukunft wird damit durch ein „Feld von Sprache, Praxis und Materialität" konstituiert, ein Feld, in dem es immer auch um die
Auseinandersetzung darüber geht, wer das Recht hat, sich am Entwerfen von
Szenarien für nähere und fernere Zukünfte zu beteiligen (Brown et al. 2000).

Viele dieser Facetten konnten in den Frühphasen der Nanoentwicklung (auch
wenn sie noch nicht immer als solche bezeichnet wurden) beobachtet werden.

---

[5] Siehe z. B. Poland et al. (2008) für eine rezente Diskussion zur Gefährlichkeit von nanotubes für die Gesundheit, wobei auch hier explizit der Vergleich zu Asbest gezogen wird.

Vor allem in einem 2002 aufgedeckten Betrugsfall im Bereich der Nano-Forschung wurde mit Nachdruck deutlich, wie stark diese Erwartungen in eine von techno-wissenschaftlichen Innovationen getragene Zukunft, „die gerade um die Ecke steht", sind und wie diese erst den Betrug in diesem Umfang und in dieser Form gewissermaßen möglich gemacht haben (Felt 2005). Und es wurde deutlich, dass Zukunft zu einem Gut wird, welches auf dem „Markt der Versprechungen" (Felt 2007) gehandelt wird. Wir können damit eine Art von „Ökonomie der technowissenschaftlichen Versprechungen" beobachten, die im Grunde ein Charakteristikum von technologischem Wandel und Innovation geworden ist (Felt & Wynne 2007) und ihre Ressourcen eben aus der Offenheit und den Unsicherheiten dieser Zukünfte sowie aus den sich multiplizierenden Fiktionen bezieht.

Damit bedeutet Nano als ein gesellschaftliches Phänomen zu verstehen auch eine sorgfältige Analyse des Spiels mit der Zukunft, seiner Objekte, der beteiligten Wertesysteme und der involvierten Akteure. In diesem Kontext ist es dann aber auch von Bedeutung, sich die Frage zu stellen, wie vergangene Zukünfte aussahen – etwa im Bereich der Gentechnik, aber auch in anderen Sektoren – und wie diese dann im Sinne von „prospecting retrospect" genutzt werden, um die Zukunft von Nano einzuschätzen, nur bestimmte Entwürfe zuzulassen und andere zu verwerfen. In diesem Kontext ist es zudem wesentlich, das Spannungsverhältnis zwischen Nano als globalem Phänomen und den sehr unterschiedlichen lokaleren Einschreibungen zu verstehen. Wie bereits eingangs festgestellt, findet nämlich die öffentliche Auseinandersetzung mit Nano in durchaus unterschiedlicher Weise und Intensität statt, was auch Rückschlüsse auf differierende techno-politische Kulturen (Felt et al. 2009b) und deren Umgang mit Innovationen erlauben würde.

III. Die Multiplizität von Nano – oder wie „fange" ich ein Objekt ein, das sich immer anders manifestiert

In der Diskussion um Nano wird aber sehr schnell offensichtlich, dass der Begriff in sich selbst amorph, nur schwer zu fassen ist und sich einer Annäherung ständig entzieht. Zur Herkunft von Nano wird gerne Richard Feynman mit seiner 1959 gehaltenen Rede „There's Plenty of Room at the Bottom" zitiert.[6] Die-

---

[6] Zur Historie der Etablierung des Nanotechnologie-Diskurses vgl. auch die Beiträge von Schaper-Rinkel und Erlemann in diesem Band.

ser Verweis auf das Unerschlossene ist somit Ausdruck einer Hoffnung auf einen neuen Raum und damit auf völlig neue, noch ungeahnte Gestaltungsmöglichkeiten. Was Feynman als Vision formulierte und Forscher wie Drexler (1987) in weitreichende, wenngleich fiktional anmutende, technologische Umsetzungsideen verwandelten, wird zum ersten Mal Ende der 1980er Jahre für eine breite Öffentlichkeit sichtbar gemacht. Forschern vom IBM Almaden Research Center in San José war es gelungen, 35 einzelne Xenon-Atome auf einer Nickelplatte so zu gruppieren, dass sie das IBM-Logo bildeten. In diesem Moment wurde somit der „Beweis" angetreten, dass es im Prinzip möglich wäre, kontrolliert Atome und Moleküle anzuordnen, was ganz neue, ungeahnte Möglichkeiten eröffnen könnte.

Die Bezeichnung Nano als etwas scheinbar klar Definier- und Abgrenzbares begann sich aber erst in den 1990er Jahren festzumachen und wird dabei vielfach mehr oder minder als geschickte wissenschafts- und technologiepolitische „Erfindung" gesehen. Die multiplen Aktivitäten in den Materialwissenschaften und angrenzenden Feldern unter ein *Label* zu bringen, welches dann auch entsprechend überzeugend eine Vision für die Zukunft mittragen konnte, erwies sich dabei als Erfolgskonzept. Diese „Politik des Benennens" verweist uns aber gleichzeitig auf das Spannungsfeld zwischen „talking Nano" und „doing Nano", also zwischen dem Reden über Nano und der tatsächlichen Herstellung von Produkten und Verfahren, die man heute mit dem Begriff Nano verbinden würde. Es ist tatsächlich nicht so, dass erst mit der Schaffung des Labels auch die Forschung und Entwicklung beginnt. Zu dem Zeitpunkt, an dem dieses Label eingeführt wird, befinden sich bereits eine ganze Reihe von Produkten auf dem Markt und eine ganze Reihe von Forschungslabors sind intensiv mit der Erforschung von Phänomenen in diesem Größenordnungsbereich beschäftigt.

In der Tat könnte man sagen, dass hier ganz unterschiedliche Strategien des Hinein- und Herausschreibens aus dem „Label NANO" beobachtbar sind und daher das Studium einer solchen Dynamik einen lohnenswerten Aufschluss geben kann, welche Bedeutung für die einzelnen Akteure die Grenze Nano/Nicht-Nano hat und wie sie kontingent stetig neu verhandelt wird. Forschung unter die Kategorie Nano einzuordnen oder nicht, ist somit als eine Grenzziehungsarbeit im Sinne von Gieryn (1995) zu verstehen und es gilt, die Frage nach den beteiligten Akteuren sowie nach dem Sinn und dem Ziel dieser Neuordnung zu stellen. Gleichzeitig könnte man mit Karin Knorr-Cetina (1984) anmerken, dass Ressourcenopportunismus von Seiten der Wissenschaftler eine im sozialen System Wissenschaft durchaus übliche Verhaltensform darstellt und daher das Einordnen der eigenen Arbeit in die Nano-Kategorie somit auch aus dieser Perspektive verstanden werden kann. Denn aufgrund der disziplinären Offenheit und Diversität von Nano verspricht ein Einschreiben in den Nanodiskurs neue Möglichkeiten, wobei allerdings aus einer ersten Interviewreihe mit österreichischen Nanoforschern deutlich wird, dass gleichzeitig der Rückzug in das jeweilige Ausgangsfeld der Forschungen aus strategischen Gründen bewusst offen gehalten wird. Dieses Verhalten wird auch in „gemischten" Publikationsstrategien sichtbar. Während ein Teil der Erkenntnisse in neuen, speziell Nano-orientierten Zeitschriften veröffentlicht wird, werden gleichzeitig auch die angestammten Publikationsorgane beibehalten. Wie also das Label Nano das Feld selbst auf Ebene der Forscher und deren epistemischem Verhalten umgestaltet, würde somit einer längerfristigeren und detaillierten Analyse unterschiedlicher Indikatoren bedürfen.

Was Nano ebenfalls interessant macht, ist die von Anfang an besonders enge Verwobenheit zwischen Fakt und Fiktion[7], wobei die Grenze zwischen beidem weder als eindeutig noch als stabil angesehen werden kann. Bereits sehr früh in der Entwicklung des Feldes wurden mit Eric Drexlers Buch *Engines of Creation: The coming area of nanotechnology* (1987) deutlich, wie eng das Potenzial dieser Technologie verwoben war mit fiktionalen Angstentwürfen einer aus der Kontrolle geratenden Nanotechnologie. Mit der Erzählung über den „grey goo", also der Vision von sich selbst replizierenden *Nanoassemblern*, die schließlich den Menschen auslöschen und alle Ressourcen der Erde konsumieren, wurde dafür ein interessantes Beispiel geschaffen. Diese Nanovision vermittelt uns einerseits Drexlers sehr mechanistische Vorstellung von Nanomaschinen, die Dinge zusammenbauen (*Assembler*) oder auseinandernehmen (*Disassembler*), und gibt uns damit Aufschluss über seine eher klassische Vorstellung möglicher Innovationen. Die Katastrophe, die er als Möglichkeit in seine Nanozukunft einbaut, ist daher ebenso von diesem Modell geprägt (Bensaude-Vincent 2004). Auch wenn Drexler später seiner eigenen Vision durchaus ambivalent gegenüber stand, so zeigt dieses Beispiel die enge Verknüpfung von allgemeinen Modellen über Innovation und möglichen Risikoszenarien.

Wie López (2004) argumentiert, werden narrative Elemente aus der Science Fiction-Literatur und anderen Genres im Diskurs rund um Nano zum Einsatz gebracht, um die „Kluft zwischen den heutigen Möglichkeiten und den übertriebenen Versprechungen für die Zukunft zu überbrücken". Drexlers Narrationen

---

[7] Während diese Feststellung für eine ganze Reihe von neuen techno-wissenschaftlichen Feldern gelten könnte, ist Nano doch zu denjenigen zu zählen, wo dies aus der Community selbst heraus besonders stark vorangetrieben wurde (siehe Drexler 1987).

und eine Fülle an weiteren mit Nano verknüpften Imaginationen könnten bei einer genaueren vergleichenden Analyse somit einen wesentlichen Beitrag leisten, breitere narrative Rahmungen dieses technologischen Feldes und ihre Bedeutung in und für unterschiedliche techno-politische Kulturen greifbar zu machen. Dabei geht es aber nicht nur um Elemente fiktionaler Natur, sondern auch um die in der Diskussion verschwimmenden Grenzen zwischen beiden Genres: wissenschaftliche Argumentation und fiktionale Narration. Dies betrifft insbesondere auch die unter den Wissenschaftlern zirkulierenden Vorstellungen darüber – Rip (2006) nennt dies treffend „folk theories" – wie Innovationen entstehen. Gehen wir, wie eingangs ausgeführt, von der These der Ko-Produktion aus, so sind gerade solche Innovationsmodelle ein vielversprechender Ort, an dem die Verwobenheit von Technowissenschaft und Gesellschaft deutlich wird. Diese kulturellen Erzählungen sind daher nicht einfach als Strategeme, also als listvolle Kunstgriffe, abzutun, deren man sich – wenn es um eine „ernste" Evaluierung der Möglichkeiten, Grenzen und Risiken geht – einfach wieder entledigen kann. Sie sind im Hugheschen Sinne Fäden dieses „nahtlosen Gewebes" (Hughes 1986), die sich daher auch nicht wieder entfernen lassen, ohne „den Stoff" dadurch nachhaltig zu verändern.

Aber nicht nur die vielfältigen kulturellen Rahmungen machen Nano zu einem multiplen und schwer fassbaren Objekt. Die Schwierigkeit, den Begriff genauer fassen zu können, liegt wohl auch darin, dass es sich bei Nano gleichzeitig um ein divergierendes und ein konvergierendes Phänomen handelt. Nano ist als divergierend zu verstehen, da auf Grund der Rolle als „enabling technology" erst im Prozess der konkreten Anwendung auch Sinn hergestellt wird bzw. werden kann. In einer rezenten Auseinandersetzung mit der Medienberichterstattung zu Nano im österreichischen Kontext (Felt 2009) wird etwa deutlich, dass Nano so gut wie immer in einem konkreten Anwendungszusammenhang dargestellt und diskutiert wird und dies einen wesentlichen Beitrag dazu leistet, keine breitere Diskussion über den gesellschaftlichen Umgang mit diesem neuen Phänomen loszutreten. Aber auch die Forscher selbst heben hervor, dass die Grenze dessen, was als Nano bezeichnet werden sollte und was nicht, oft nur sehr schwer zu ziehen ist.

Zugleich ist Nano ein konvergierendes Phänomen, denn es trifft je nach Anwendungszusammenhang auf bereits vorhandene Denk- und Anwendungsschemata. Dennoch entstehen auch hybride, völlig neue und zum Teil ungeahnte Möglichkeiten, wobei jedoch angenommen werden kann, dass eine bestimmte

Rahmung aus den jeweiligen Feldern heraus in Nano vorgenommen wird.[8] Die auf europäischer Ebene einberufene Expertengruppe rund um Nordmann (2004) hob diesbezüglich hervor, dass eine solche Konvergenz unterschiedlicher technologischer Felder zum einen eine Art neue und weitgehend unsichtbare Denkinfrastruktur für menschliche Handlungen schaffen würde, dass zum anderen aber die Reichweite etwa einer Kombination von Nano und Informationstechnologie kaum abschätzbar wäre. Oder, dass man immer mehr in Richtung eines „engineering of human body and mind" gehen würde und schließlich durch die Konvergenz von Nano und Bio völlig neue Herangehenswiesen ermöglicht würden (zum Beispiel die medikamentöse Behandlung an den Orten im Körper, an denen sie gebraucht wird). Damit Hand in Hand entstehen auch ganz neue Angriffsflächen und Problemzonen. Dieses Zusammenwirken von „enabling technologies" mit „technology-enabling sciences" wird damit zum Zentrum der Aufmerksamkeit einer profunden Analyse von Nano. Aus dieser Konvergenz werden nicht nur Erzählungen über das unglaubliche Potenzial solcher Hybridisierungen generiert, sondern es entsteht auch eine neue Form von Unübersichtlichkeit und damit einhergehend neue Ängste.

Wenn man Nano verstehen möchte, so geht es nicht nur darum, einzelne Konvergenzphänomene in den Fokus zu rücken und die damit verbundenen Möglichkeiten und Risiken ins Auge zu fassen, sondern auch darum, das Phänomen „Nano" breiter in seiner gleichzeitigen Divergenz und Konvergenz als Herausforderung für kontemporäre Gesellschaften zu begreifen. Ziel ist somit eine Auseinandersetzung mit dieser Multiplizität des Phänomens.

Die eben beschriebene Komplexität stellt nun auch die Sozialwissenschaften vor eine besondere Herausforderung, wenn es um die Analyse der Möglichkeiten und Grenzen für nanotechnische Innovationen geht, aber auch, wenn es darum geht, gesellschaftliche Partizipation an den Weichenstellungen in solchen Bereichen möglich zu machen.

IV.   Von „Risiko-Governance" zu „Governance von Innovation"

Betrachtet man Nano aus der Perspektive einer öffentlichen, politisch orientierten Diskussion, die vor allem die Frage nach dem Umgang mit Risiken zum Fokus hat, eröffnet sich eine dritte große Perspektive, die hier angesprochen werden soll.

---

[8] Jasanoff (2005) verwendet hierfür den Begriff „sticky frames".

Wenn man, wie eingangs erwähnt, die Dichte an sozialwissenschaftlichen und ethisch orientierten Projekten ansieht, die sich mit Nanotechnologien auseinandersetzen, so könnte man vermuten, dass es sich tatsächlich um Versuche der Verwirklichungen eines „upstream engagements" handelt. Nationalstaaten haben zum Teil ELSA-Forschung[9] in ihre Nanotechnologieprogramme eingebaut oder Forschungs- und Partizipationsmöglichkeiten gefördert (Rossini & Pohl 2009).

Trotzdem kann man bei näherer Betrachtung feststellen, dass viele dieser Unternehmungen – auch wenn sie Vokabeln wie Dialog und Partizipation bemühen – von der Idee getragen sind, dass es zuallererst um eine Bildung und Überzeugung „der Öffentlichkeit" bzw. spezifischer Öffentlichkeiten geht und nicht unbedingt um eine grundsätzlichere Reflexion der Entwicklungen in diesem Bereich (siehe auch Irwin 2006). Diese Politik, Öffentlichkeiten über entsprechende Bildungsmaßnahmen für Nano zu gewinnen, gilt sicherlich auch auf EU-Ebene. Da angenommen wird, dass „Nanotechnologie kaum verstanden wird" (European Commission 2004, 19) und ausgehend von der Prämisse, dass Verständnis zu Akzeptanz führt, wurden folgerichtig entsprechende Informationsinitiativen, die allerdings häufig in dialog-orientierter Verkleidung auftreten – gefördert. Konkret wurden Weichenstellungen, allerdings in Expertengremien vorgenommen, wie etwa in der European Group on Ethics (EGE 2007). Dies bedeutet, dass man sich zwar im allgemeinen politischen Diskurs weg von einem linearen Modell der Wissenschaftskommunikation bewegt und BürgerInnen durchaus komplexere Analysefähigkeiten und bestimmte Formen von Expertise diskursiv zugesteht, dass aber im Speziellen dann gerne doch auf die hierarchisch strukturierte Weitergabe von Information zurückgegriffen wird. Von den BürgerInnen wird dann, ganz dem Paradigma der Wissensgesellschaft folgend, entsprechend „rationales" Handeln erwartet.

Interessant ist hierbei anzumerken, dass die forschungsbegleitenden Initiativen meist von Nano-Risikobestimmung, Risikomanagement und Regulierung sprechen, dabei aber eine ganzheitlichere Sicht auf den Innovationsprozess und die in ihn eingebetteten Weichenstellungen weitgehend ausblenden. BürgerInnen allerdings – und das haben eine ganze Reihe von Studien der Wissenschaftsforschung etwa zu genetisch veränderten Organismen gezeigt (siehe etwa Marris et al. 2001) – sind nicht unbedingt in dieser eng gefassten Weise an Risiken interessiert. Ihre Aufmerksamkeit richtet sich in vielen Fällen auf Innovationspro-

---

[9] ELSA ist eine Abkürzung für ‚Ethical, Legal and Social Aspects of ....' und wurde als forschungsbegleitender Zugang im Zusammenhang mit den Biowissenschaften entwickelt.

zesse im weiteren Sinn und auf die dahinter stehenden gesellschaftlichen Zwecke und Prioritäten. Dies wurde in einem kürzlich erschienenen Bericht einer Expertengruppe zu Wissenschaft und Governance mit dem Titel „Taking Knowledge Society Seriously" (Felt & Wynne 2007) ebenso hervorgehoben, wie auch in kritischen Analysen, die sich mit Parallelen zwischen „grüner Gentechnik" und Nano befassen (siehe etwa Sandler & Kay 2006). Die öffentlich geäußerten Sorgen betreffen sicherlich auch Risiken, wie man dies in öffentlichen Debatten zu Nano sehen kann, aber der Fall der „grünen Gentechnik" hat dennoch mit Nachdruck gezeigt, dass es ein Fehler wäre, ein wesentlich vielschichtigeres Set notwendiger Betrachtungsperspektiven auf eine schlichte Risikobetrachtung zu reduzieren. Vielmehr geht es auch um die Wahrnehmung, wie sich Institutionen in diesen Zusammenhängen verhalten oder etwa um die Art und Weise, wie Politik gemacht wird. Darüber hinaus ist es wohl auch nicht angemessen, so zentrale gesellschaftspolitische Entscheidungen ausschließlich in die Hand von Expertengremien wie Ethikkommissionen zu legen, da dies wohl auch nicht die Breite der Möglichkeiten erfasst (Felt & Wynne 2007, 16). Aus diesen Erfahrungen heraus ließe sich dann das Argument entwickeln, dass der Fokus nicht auf Risiko-Governance alleine liegen sollte, sondern vielmehr auf der ‚Governance von Innovationen' im Nanobereich. Dies bedeutet, dass man sich damit auseinandersetzen muss, welche Modelle von Innovation WissenschaftlerInnen, PolitikerInnen und unterschiedliche Öffentlichkeiten haben und welche Rolle diese in gesellschaftlichen Entscheidungszusammenhängen spielen.

Dies könnte dann aber auch bedeuten, dass eine frühere Einbindung von Gesellschaft in techno-wissenschaftliche Entscheidungsprozesse auch andere Formen des Engagements benötigt, wie wir diese anhand eines rezenten Projekts im Bereich der Lebenswissenschaften zeigen konnten (Felt et al. 2009a). In der Tat hat sich rund um die wachsende Anzahl von partizipativen Eingriffen im Zusammenhang mit wissenschaftlichen und technischen Entwicklungen ein ganzes Businesssegment entwickelt und sogenannte „experts of community" hervorgebracht (Rose 1999). Diese Experten geben durch die zum Einsatz gebrachten Methoden – von Bürgerkonferenzen bis hin zu Umfrageuntersuchungen – nicht nur der Gesellschaft Stimme, sondern sie bringen erst bestimmte Öffentlichkeiten bzw. öffentliche Meinungen hervor. Damit wird deutlich, wie zentral Law und Urrys (2004) Argument zur Performativität von sozialwissenschaftlichen Methoden ist: Forschungsmethoden, genau so wenig wie Partizipationssettings helfen uns nicht einfach, die Welt – in unserem Fall die „Nanowelt" – zu beschreiben, sondern sie bringen sie immer auch als Neue hervor. Sie erzeugen Effekte, sie schaffen Rahmen, sie bringen Unterschiede hervor und daher ist es wesentlich, sich nicht auf den „Neutralitätsstandpunkt" zurückzuziehen, sondern diesen Eingriff auch explizit zu machen. Damit wird deutlich, dass man nicht – wie dies implizit in den Ausführungen des eingangs erwähnten *Nature*-Beitrags zum Ausdruck gebracht wird – argumentieren kann, dass nach einer Reihe von Veranstaltungen Nano nun ausdiskutiert sei und daher nur mehr die politische Umsetzung fehle. Vielmehr sollte klar sein, dass Innovationsprozesse einer Begleitung bedürfen, da sich ihre Kontexte, Möglichkeiten und Umsetzungen ebenso in steter Veränderung befinden, wie die Einschätzungen der Menschen über sie.

V.   Herausforderungen für die sozialwissenschaftliche Forschung zu Nanotechnologien

Worin bestehen nun die Herausforderungen für die Sozialwissenschaften und ihr möglicher Beitrag zu einer Auseinandersetzung mit Nano? Inwieweit können sie einen Beitrag leisten sowohl zu einem besseren Verständnis davon, was es bedeuten könnte, in einer „Nanowelt" zu leben, also auch dazu, in ihr Artikulationsmöglichkeiten zu schaffen, um an ihrer Gestaltung mitzuwirken? Ausgehend von den bisher gemachten Analysen und zusammengetragenen Beobachtungen scheinen dazu vier Perspektiven von besonderem Interesse.

Zum ersten geht es um die in bestimmte technologische Entwicklungen eingewobenen *Bilder von Gesellschaft*. Es geht darum, nicht nur das technologisch Mögliche als Herausforderung zu betrachten, sondern auch zu analysieren, wie TechnologieentwicklerInnen und ForscherInnen zu Architekten der Gesellschaft werden, ohne dass sie hierfür – in wie auch immer gearteter Weise – explizit Verantwortung übernehmen würden. Für die Sozialwissenschaften würde dies bedeuten, nicht so sehr den Fokus auf technische Risiken und den Umgang mit ihnen zu legen, sondern vielmehr nach den den neuen Technologien eingeschriebenen impliziten Gesellschaftsmodellen zu fragen. Es geht also nicht darum – wie dies auf politischer Ebene oft versucht wird – die Trennlinie zwischen Fakt und Fiktion zu rekonstruieren, um so nur jene Perspektiven für eine ernst zu nehmende Diskussion zuzulassen, die auch als „real" genug angesehen werden. Vielmehr steht eine Analyse der Versprechen in techno-politische Zukünfte in einem umfassenderen Sinn auf der Agenda.

Eng damit verwoben und Grundlage für die Entwicklung von Feldern wie Nano sind jedoch auch kontemporäre *Imaginationen über das Entstehen und die Verbreitung von Innovationen* in unserer Gesellschaft. Wir haben darauf verwiesen, dass eine Fülle von populären Vorstellungen über Innovationen zirkulieren, die dann als Basis für Einschätzungen und damit in Zusammenhang stehende Entscheidungen herangezogen werden. Dies betrifft sowohl WissenschaftlerInnen als auch wissenschafts- und technologiepolitische AkteurInnen oder BürgerInnen. Die unterschiedlichen Innovationsmodelle bilden Bewertungs- und Handlungsrahmen, die es durch eine detailliertere Analyse besser zu verstehen gilt.

Als dritte Herausforderung wurde herausgearbeitet, dass es nicht nur darum geht zu sehen, welche Erwartungen und Ängste gegenüber neuen technologischen Entwicklungen zum Ausdruck gebracht werden, sondern auch darum, wie die Mechanismen hinter diesen mehr oder weniger besorgniserregenden Zukunftskonstruktionen aussehen. Konkret bedeutet dies zu verstehen, *wie Menschen* in solch komplexen, unsicheren und von Fiktionen durchzogenen Situationen aus ihren Erfahrungen heraus *Einschätzungen vornehmen*. Der Fokus der Forschung geht also auch in diesem Fall weg von konkreten Risiken und richtet sich vielmehr auf den Prozess, in dem solche Einschätzungen vorgenommen werden, ebenso wie auf die unterschiedlichen Ingredienzien, die darin eine Rolle spielen.

Wenn wir aber von der Besonderheit der Konstellation von Nano ausgehen und auch den Ruf nach „upstream engagement" ernst nehmen, so stellt sich viertens die grundlegende Frage, *wie Partizipationsprozesse in diesem Kontext organisiert werden* können. In der Tat – so das Argument – können nicht in „downstream-Partizipation" eingeübte Praktiken (z. B. erst nach der Einführung eines Produktes) einfach auf diese neue Situation übertragen werden. Somit gilt es, die eingeübten Inszenierungen von Partizipation zu hinterfragen, die Sicherheit akzeptierter und zum Teil formalisierter Praktiken – Stichwort *best practice* – zu verlassen und die Rolle von SozialwissenschaftlerInnen und EthikerInnen als „experts of community" (Rose 1999) vor neue Herausforderungen zu stellen.

Literatur

Adam, Barbara; Groves, Chris (2007): *Future Matters: Action, Knowledge, Ethics*. Brill, Leiden.

Bensaude-Vincent, Bernadette (2004): „Two cultures of nanotechnology?" In: *HYLE - International Journal for Philosophy of Chemistry* 10(2), 65-82.

Brown, Nik; Michael, Mike (2003): „A sociology of expectations. Retrospecting prospects and prospecting retrospects". In: *Technology Analysis and Strategic Management* 15(1), 3-18.

Brown, Nik; Rappert, Brian; Webster, Andrew (Hg.) (2000): *Contested futures. A sociology of prospective techno-science*. Ashgate, Aldershot.

Drexler, K. Eric (1987): *Engines of creation. The coming era of nanotechnology*. Anchor Books, New York.

EGE (The European Group on Ethics in Science and New Technologies to the European Commission) (2007): *Opinion on the ethical aspects of nanomedicine*. European Commission, Brussels.

Felt, Ulrike (2005): „Nichts als die Wahrheit ...?! Betrug und Fälschungen in der Wissenschaft". In: Liessmann, Konrad Paul (Hg.): *Der Wille zum Schein - Über Wahrheit und Lüge*. Paul Zsolnay Verlag, Wien, (Originalausgabe 1991), 172-97.

Felt, Ulrike (2007): „Zukunftsszenarien als wissenschaftliche Ressource: Begegnungen zwischen Wissenschaft, Politik und Medien". In: Egloff, Rainer; Folkers, Gerd; Michel, Matthias (Hg.): *Archäologie der Zukunft*. Chronos, Zürich, 287-302.

Felt, Ulrike; Wynne, Brian (2007): *Taking European knowledge society seriously. Report to the Expert Group on Science and Governance to the Science, Economy and Society*. Directorate, Directorate – General – for Research, European Commission. Brussels: European Commission.

Felt, Ulrike; Fochler, Maximilian; Müller, Annina; Strassnig, Michael (2009a): „Unruly ethics: On the difficulties of a bottom-up approach to ethics in the field of genomics". In: *Public Understanding of Science* 18 (3), 354-371.

Felt, Ulrike; Fochler, Maximilian; Winkler, Peter (2009b). „Coming to Terms With Biomedical Technologies in Different Techno-Political Cultures". In: *Science, Technology, and Human Values*, im Erscheinen.

Felt, Ulrike (2009): *Technologies of Imagination: Techno-political cultures and the learning from bio/nano comparison*. Vortrag bei „Nanotechnology governance compared: International Workshop". Wien, 17.-18. Juni 2009.

Gieryn, Thomas F. (1995): „Boundaries of Science". In: Jasanoff, Sheila et al. (Hg.): *Handbook of Science and Technology Studies*. Sage, Thousand Oaks, 393-443.

Gibbons, Michael; Limoges, Camille; Nowotny, Helga; Schwartzman, Simon; Scott, Peter; Trow, Michael (1994): *The new production of knowledge: The dynamics of science and research in contemporary societies*. Sage, London.

Hughes, Thomas P. (1986): „The Seamless Web: Technology, Science, Etcetera, Etcetera". In: *Social Studies of Science* 16, 281-292.

Irwin, Alan (2006): „The Politics of talk: Coming to Terms with the ‚New' Scientific Governance". In: *Social Studies of Science* 36, 299-320.

Jasanoff, Sheila (2004): „The idiom of co-production". In: Jasanoff, Sheila (Hg.): *States of knowledge. The co-production of science and social order*. Routledge, London, 1-12.

Jasanoff, Sheila (2005): *Designs on nature. Science and democracy in Europe and the United States*. Princeton University Press, Princeton, Oxford.

Kearnes, Matthew; Grove-White, Robin; Macnaghten, Phil; Wilsdon, James; Wynne, Brian (2006): „From bio to nano? Learning lessons from the UK agricultural biotechnology controversy". In: *Science as Culture* 15 (4), 291-307.

Knorr Cetina, Karin (1984): *Die Fabrikation von Erkenntnis - Zur Anthropologie der Naturwissenschaft*. Suhrkamp, Frankfurt a.M.

Law, John; Urry, John (2004): „Enacting the Social". In: *Economy and Society* 33 (3), 390-410.

López, José (2004): „Bridging the Gaps: Science Fiction in Nanotechnology". In: *HYLE - International Journal for Philosophy of Chemistry*, 10 (2), 129-152.

Marris, Claire; Wynne, Brian; Simmons, Peter; Weldon, Sue (2001): *Public perceptions of agricultural biotechnologies in Europe*. Final report of the PABE research project Available from http://csec.lancs.ac.uk/pabe/docs/pabe_finalreport.pdf (accessed July 31, 2007).

Mehta, Michael D. (2004): „From biotechnology to nanotechnology: What can we learn from earlier technologies?" In: *Bulletin of Science Technology Society* 24(1), 34-9.

Nature (2007): „Enough talk already". In: *Nature* 448 (7149), 1-2.

Nordmann, Alfred (2004): *Converging Technologies – Shaping the Future of European Societies*. HLEG Foresighting the New Technology Wave, European Commission, Brussels.

Nowotny, Helga; Felt, Ulrike (1997): *After the breakthrough. The emergence of high-temperature superconductivity as a research field*. Cambridge University Press, Cambridge.

Nowotny, Helga; Scott, Peter; Gibbons, Michael (2001): *Re-thinking science. Knowledge and the public in an age of uncertainty*. Polity Press, Cambridge.

Oudshoorn, Nelly. (2003): *The Male Pill - A Biography of a Technology in the Making*. Duke University Press, Durham.

Poland, Craig A. et al. (2008): „Carbon nanotubes introduced into the abdominal cavity of mice show asbestos-like pathogenicity in a pilot study". In: *Nature Nanotechnology* 3, 423-428.

Rip, Arie (2006): „Folk theories of nanotechnology". In: *Science as Culture* 15(4), 349-65.

Roco, Mihail C.; Bainbridge, William S. (2002): „Converging technologies for improving human performance: Integrating from the nanoscale". In: *Journal of Nanoparticle Research* 4, 281-95.

Rose, Nikolas S. (1999): *Powers of Freedom. Reframing Political Thought*. Cambridge University Press, Cambridge.

Rossini, Manuela; Pohl, Christian (2009): *Von begleitender zu integrierter ELSI-Forschung am Beispiel der Nanowissenschaften und der Nanotechnologien*. Bericht. Transdisciplinarity Network Schweiz.

Sandler, Ronald; Kay, W. D. (2006): „The GMO-Nanotech (Dis)Analogy?" In: *Bulletin of Science, Technology & Society*, 26 (1), 57-62.

UNESCO (United Nations Educational, Scientific and Cultural Organization) (2006): *The ethics and politics of nanotechnology*. United Nations Educational, Scientific and Cultural Organization, Paris.

Wilsdon, James; Willis, Rebecca (2004): *See-through science: Why public engagement needs to move upstream*. Demos, London.

Petra Schaper-Rinkel

Nanotechnologiepolitik: The discursive Making of Nanotechnology

Nanotechnologie ist ein heterogenes technologisches Feld, dessen Ränder unscharf sind und das sich nach wie vor im Wandel befindet. In Deutschland, wie auch in der Europäischen Union und den USA wurde von technologiepolitischen Akteuren ein breiter Begriff von Nanotechnologie eingeführt, um ein weites Spektrum an Disziplinen und Branchen zu adressieren (BMBF 2004, 7). Damit wurde international das Leitbild der Nanotechnologie als Schlüsseltechnologie des 21. Jahrhunderts etabliert, Produkt- und Verfahrensinnovationen in jeder Branche prognostiziert. Wenn Akteure aus Wissenschaft, Wirtschaft, Zivilgesellschaft und Politik an der Definition dessen beteiligt sind, was als Nanotechnologie begriffen wird, so stellt sich die Frage nach dem Status der heterogenen Diskurse, die das Technologiefeld formieren und sichtbar machen. Begleiten und kommentieren Diskurse die Entwicklung der Nanotechnologie? Ist der öffentliche Diskurs gar ein potenzieller Störfaktor für die Entwicklung von Zukunftstechnologien? Oder formieren Diskurse erst das Feld der Nanotechnologie und sind somit ein konstituierender und entscheidender Faktor der Entwicklung der Nanotechnologie?

Seit den 1980er Jahren werden Technologien auch als politische Projekte analysiert, die sozial gestaltet werden. In einem berühmten Aufsatz fragte Langdon Winner im Jahr 1980: „Do Artifacts Have Politics?" Technologien, bei Winner konkrete Artefakte, haben „political qualities" (Winner 1980). Nun lässt sich bisher nur über wenige und wenig spektakuläre „Artifacts" aus dem Bereich der Nanotechnologie sprechen, da die Kluft zwischen als revolutionär apostrophierten Nanotechnologien der Zukunft und den bisher auf Verbrauchermärkten vorhandenen Produkten und Verfahren unübersehbar ist. Während sich die Analysen der im weitesten Sinne konstruktivistischen Technikforschung retrospektiv den bereits existierenden Artefakten widmeten, kann in Bezug auf Nanotechnologien primär von den projektierten – diskursiven und imaginären – Artefakten der Zukunft die Rede sein. Die heutigen „Nano-Fakte" gewinnen ihre soziale Relevanz noch nicht aus ihrer materiellen Existenz, sondern daraus, dass sie technologiepolitische Ziele und Zukunftsoptionen strukturieren.

Die Nanotechnologien der Zukunft werden durch die aktuelle Politik bestimmt: Sowohl Forschungs- und Technologiepolitik, als auch Wirtschaftspolitik· sind darauf ausgerichtet, in Zusammenarbeit mit Akteuren aus Forschung und Industrie Schlüsseltechnologien zu definieren und diese in Fachöffentlichkeiten, bei Investoren und in der breiten Öffentlichkeit zu verankern, um so ihre weitere Entwicklung und Verbreitung zu ermöglichen und zu forcieren. Das Feld der Nanotechnologie wird maßgeblich durch *politische Diskurse* bestimmt, denn hier werden heterogene verteilte Diskurse und ihre materiellen Praktiken – von Fachdiskursen in Industrie und Umweltverbänden über Wissenschaftsjournalismus bis Technikfolgenabschätzung – zu konkreten Regeln verdichtet. Diskurse sind dabei mit Foucault *Praxen*, die eine konkrete soziale, politische und in diesem Fall auch technologische Wirklichkeit (trans)formieren. Diskurse repräsentieren und transformieren als Ensemble von Praxen und Aussagen gesellschaftliche Verhältnisse (Schaper-Rinkel 2003, 78ff.).

Wird die Etablierung neuer Technologien politikwissenschaftlich untersucht, so geschieht dies zumeist in Form einer Politikfeldanalyse. Politikfeldanalysen gingen vielfach von dem gegebenen ‚Gegenstand' ihrer Analyse aus, der durch staatliche Politik reguliert wird. Im Folgenden soll gezeigt werden, wie bereits in der Konstituierung des Gegenstands staatliche Politik maßgeblich beteiligt war. Erstens: Mit der *Formierung* eines Diskurses über Nanotechnologie wurde das politische Feld formiert und damit zugleich eine *neue Dimension gesellschaftlicher Handlungsfähigkeit* projektiert: Die Handlungsfähigkeit im Nano-Kosmos, mit der es möglich sein soll, Materie auf atomarer Ebene zu kontrollieren. Zweitens: Mit der politischen Formierung der Nanotechnologie erfolgte eine Etablierung des Politikfeldes durch die politisch forcierte *Verbreitung der Nano-Diskurse* über Fachöffentlichkeiten hinaus. Drittens schließlich gehört zur diskursiven Produktion der Nanotechnologie die *Kontrolle der Nano-Diskurse* (vgl. dazu die folgenden Abschnitte).

Gezeigt werden soll Folgendes: Neue Technologiefelder wie das der Nanotechnologie werden *diskursiv* entwickelt. Diskurse sind kein Modus, der die Entwicklung der Nanotechnologie ‚nur' begleitet und kommentiert, sondern Diskurse formieren das Technologiefeld. Die stetige diskursive Modifikation von Szenarien, Praxen und Institutionalisierungen macht dabei die Dynamik der Veränderung aus.

I.   Formierung der Diskurse – Formierung der Nanotechnologie

Ein erstes Set an Diskursen sind jene, die den Gegenstand erst formieren. Wie bildete sich eine gleichermaßen breite und somit vielfältig anschlussfähige Definition von Nanotechnologie heraus? Wie bildete sich ein Akteursnetzwerk heraus, das disparate Disziplinen und Branchen unter dem Dach der ‚Nanotechnologie' vereint? Für die Beantwortung dieser Fragen ist ein Blick auf die Vorgeschichte des technologiepolitischen Feldes vor der politischen Geburt in öffentlichen Förderprogrammen sinnvoll.

Unter dem Titel „There's Plenty of Room at the Bottom", entwarf Feynman 1959 das Bild, statt wie bisher Dinge nur zu verkleinern, sie in ferner Zukunft auch aus den ‚kleinsten Teilchen' konstruieren zu können (Feynman 1959). Der Gedanke wurde damals weder von anderen aufgegriffen noch existierte der Begriff der Nanotechnologie. Die ‚Geburt der Nanotechnologie aus dem Geist des Nobelpreisträgers' ist als ein Narrativ de-konstruiert worden (Milburn 2002; Baird/Nordmann et al. 2004). 1974 benutzte der japanische Wissenschaftler Norio Taniguchi den Begriff Nanotechnologie, um Produktionstechnologien im Nanometer-Bereich zu charakterisieren: „In the ‚Nano-technology' in materials processing, the processing by one atom or one molecule should be fully utilized" (Taniguchi 1974) Sein Aufsatz erschien in einer abgelegenen Konferenzdokumentation und blieb seinerzeit ebenfalls ohne Wirkung.

Feynmans Rede wurde später populär; auf seine diskursive Autorität als Nobelpreisträger bezogen sich unterschiedliche Akteure, um ambitionierten bis umstrittenen Szenarien einer zukünftigen Beherrschung der nanoskaligen Ebene Plausibilität zu verleihen. Feynman hatte konstatiert: „The principles of physics, as far as I can see, do not speak against the possibility of maneuvering things atom by atom" (Feynman 1959). Wie aber wäre eine solche Produktion vorstellbar und was würde sie gesellschaftlich bedeuten? Diesen zwei Gedanken widmete sich in den 1980er Jahren K. Eric Drexler, Physiker, Begründer des Foresight Institute, öffentlichkeitswirksamer und umstrittenster Ideengeber der Nanotechnologie. Er konkretisierte die Vorstellung, die Dinge Atom für Atom in der gewünschten Weise aufzubauen, in seinem Buch „Engines of Creations" mit dem Leitbild, atomare und molekulare Strukturen mittels Nanomaschinen (Assemblern) herzustellen (Drexler 1987). Zunächst blieb das Konzept der Nanotechnologie in naturwissenschaftlichen Fachdiskursen abseitig: Die beiden wichtigsten Datenbanken Medline und Science Citation Index zur Indexierung naturwissenschaftlicher und medizinischer Fachzeitschriften weisen für die achtziger Jahre nur bis zu maximal drei Beiträge auf, die sich mit Nanotechnologie beschäftigen.

In der zweiten Hälfte der achtziger Jahre fanden einige Ereignisse statt, die in ihrer diskursiven Verknüpfung später zentral für das Technologiefeld wurden, das heute als Nanotechnologie begriffen wird. Das Rastertunnelmikroskop machte den Nanokosmos durch softwaregenerierte Abbildungen ‚sichtbar' und bot fortan einen Ansatzpunkt für Visualisierungsstrategien der abstrakten Zukunftsvorstellung von der ‚Beherrschung' der atomaren Ebene. 1989 gelang es im IBM Forschungszentrum, Atome mittels eines Rasterkraftmikroskops direkt zu positionieren. Aus 35 Xenon-Atomen ‚schrieben' die Wissenschaftler symbolträchtig den Namen IBM auf eine Oberfläche. Dieses Bild, das 1990 in der britischen Wissenschaftszeitschrift *Nature* erschien (Eigler/Schweizer 1990), repräsentiert seither einen ‚Meilenstein' in der Wissenschafts- und Technikgeschichte der Nanotechnologie. Damit schien über die Sichtbarkeit hinaus auch eine Handlungsfähigkeit im Nanokosmos möglich zu sein, indem sich auf der atomaren Ebene Manipulationen ausführen lassen.

Doch bis in die späten achtziger Jahre hinein lässt sich nicht von einem Diskurs ‚der Nanotechnologie' sprechen. Der Science Citation Index verzeichnete 1987 erstmals einen Überblicksartikel, der heterogene Ansätze aus der Materialforschung im Nanometerbereich und der Ultrapräzisionsfertigung sowie neue Anwendungen in der Halbleiterfertigung unter dem Begriff der Nanotechnologie zusammengefasst: A. Franks verweist auf die Größendimension – dass sich der Begriff der Nanotechnologie auf die Größendimension unter hundert Nanometern bezieht – und kritisiert die geringe Schärfe des allumfassenden Begriffes. In einem Überblick verknüpft er den Bezug auf den Visionär Richard Feynman mit der Verwendung des Begriffs durch Taniguchi und betont die hohe Bedeutung des Rastertunnelmikroskops für die weitere Erforschung der Nanoebene. Drexlers Visionen werden dagegen nicht erwähnt (Franks 1987).

In den achtziger und frühen neunziger Jahren war die Diskussion über das offene und wenig konkretisierte Konzept der Nanotechnologie auf überschaubare Diskursgemeinschaften beschränkt. Dies änderte sich mit der Formierung der politischen Diskurse zur Nanotechnologie ab Anfang der neunziger Jahre. In Deutschland wurde Nanotechnologie über die „technologische Früherkennung" zu einem Thema staatlicher Technologiepolitik. Technologische Früherkennung wird vom Technologiezentrum des VDI betrieben, das im Auftrag des Bundesforschungsministeriums technische Entwicklungen und Diskurse beobachtet und nationsstaatliche Akteure der Technologiepolitik mit Akteuren im internationalen Raum zusammenbringt. In diesen Prozessen bilden sich Schwerpunkte heraus, zum Beispiel mögliche Themen für Forschungsrahmenprogramme. Der VDI hatte bereits 1993 ein solches zur Nanotechnologie vorgeschlagen, doch erst 1998 wurden strategische Maßnahmen zur Entwicklung der Nanotechnologie etabliert (Bachmann 1998).

Über *Technology Assessment*[1] wurden Entwicklungsoptionen des Technologiefeldes in den 1990er Jahren in unterschiedlichen Industrieländern entworfen und konkretisiert (POST 1996; NSTC/IWGN 1999; European Commission 2001). Diese Studien bedienten sich zwar aus dem breiten Methodenarsenal des parlamentarischen Technology Assessment, integrierten aber nur begrenzt die gesellschaftliche und soziale Dimension, die den Anspruch des parlamentarischen Technology Assessment ausmacht. Das Technology Assessment mündete zugleich in den programmatischen Diskurs, in dem machbare Ziele als Prioritäten der Forschungsförderung im Zusammenspiel technologiepolitischer Akteure festgeschrieben wurden (BMBF 2002; BMBF 2006). In dem programmatischen Diskurs wurde zugleich eine neue Dimension gesellschaftlicher Handlungsfähigkeit postuliert: Wenn es möglich würde, Materie auf atomarer Ebene zu kontrollieren (prägnant als Ziel formuliert im US-amerikanischen Programm National Science and Technology Council 1999), dann steht ein neuer Raum zur (primär kommerziell konzeptionierten) Eroberung zur Verfügung: der Nanokosmos der Atome und Moleküle.

Die technologiepolitischen Studien und Berichte verbinden Forschungsergebnisse auf hochspezifischen Gebieten (z. B. Forschung zu Selbstorganisationsprozessen in den Materialwissenschaften) mit mittelfristigen potenziellen Anwendungen und Märkten (z. B. Herstellung von kleinsten Chip-Strukturen bei minimalem Aufwand und geringen Kosten) sowie weit reichenden Zukunftsvisionen (Möglichkeit molekularer Maschinen, die in der Lage sind, Atome zu Molekülen zu verknüpfen und so neue Objekte zu realisieren) (vgl. BMBF 2004). Sie ermöglichen Verständigung zwischen Forschung, Wirtschaft, staatlicher Politik und der allgemeinen Öffentlichkeit.

Technologiepolitische Akteure in führenden Industriestaaten definierten das Feld „Nanotechnologie", indem verschiedene Entwicklungen unter dem Begriff Nanotechnologie durch öffentlich finanzierte Studien konzeptionell gefasst wurden und indem Akteursnetzwerke konstituiert und etabliert wurden sowie durch Förderprogramme, die den Planungs- und Gestaltungshorizont dessen festlegen, was als mittelfristig machbar gilt. Das Entscheidende der Nano-

---

[1] Der Begriff ist in diesem Kontext der deutschen Übersetzung Technik*folgen*abschätzung vorzuziehen, da es primär nicht um Technikfolgen, sondern Technikpotenziale geht.

Diskurse besteht allerdings darin, dass die Diskurse nicht auf Fachöffentlichkeiten beschränkt blieben, sondern eine breite Öffentlichkeit erreichten. Die Verbreitung der Diskurse soll im Folgenden betrachtet werden.

II.   Verbreitung der Diskurse – Etablierung des Technologiefeldes

Die Diskurse zur Nanotechnologie vervielfachen sich um die und nach der Jahrtausendwende in rasantem Tempo. Zukunftsszenarien für das 21. Jahrhundert greifen Nanotechnologie als Konzept auf, sowohl in der Technologiepolitik als auch in Massenmedien wird Nanotechnologie zu einem Synonym für die Erwartungen und Versprechen einer neuen industriellen Revolution (vgl. Schirrmacher 2001). Um das symbolträchtige Jahr 2000 herum erscheinen schließlich die direkt politikrelevanten und öffentlichkeitswirksamen Strategiepapiere technologiepolischer Initiativen in führenden Industriestaaten (BMBF 1999; National Science and Technology Council 1999; Dunn/Whatmore 2002).

Steigende öffentliche Fördermittel ziehen diskursive Bezüge aus unterschiedlichen Disziplinen nach sich: Während die Datenbank Medline 1997 gerade einmal 15 Artikel zur Nanotechnologie verzeichnete, sind es im Jahre 2000 bereits 105 Beiträge. Bis 2003 steigt die Anzahl auf 1870 Beiträge. Der Nanotechnologie-Diskurs wird mit den politischen Diskursen auch in der allgemeinen Öffentlichkeit etabliert. Mit den öffentlichen Fördergeldern und den politisch forcierten Awareness-Kampagnen beziehen zunehmend Forschende aus Grundlagenforschung, angewandter Forschung und Industrie ihr Handeln und ihre Konzepte auf die Nanotechnologie und verorten sich im Nanotechnologie-Diskurs, der ihnen Aufmerksamkeit und Ressourcen bietet. Öffentlich geförderte Nano-Marktanalysen beruhen auf den Erwartungen der involvierten Akteure. 2006 wurde das Weltmarktvolumen von Produkten, in denen nanotechnologische Herstellungsverfahren oder Komponenten maßgeblich zum Tragen kommen, auf etwa 100 Mrd. Euro geschätzt. Hingegen gab es in Deutschland zugleich nur etwa 200 Start-Up Nano-Unternehmen mit einer Gesamtbeschäftigtenzahl von ca. insgesamt 5.000 Mitarbeitern. Bei der Hälfte der Start-Ups betrug der Jahresumsatz weniger als 0,5 Mio. Euro (Luther/Bachmann et al. 2006, 5 u. 25). Doch die sich vervielfältigenden Bezüge auf die Nanotechnologie bestätigen und forcieren den Fluss von Forschungsgeldern.

Die breite Definition von Nanotechnologie, die umfassenden Visionen sowie die vorhandenen und erst recht die zukünftig erwarteten Förderprogramme führen zu neuen Bindestrich-Disziplinen. So konstituierten sich unter anderem Nanophysik, Nanochemie, Nanobiologie, und Nanoelektronik. Banken greifen das Thema für zukünftige Investoren auf und beziehen sich auf weitreichende Versprechen.

Zu einer ,Schlüsseltechnologie' wird Nanotechnologie erst dadurch, dass eine breite Koalition von Akteuren aus Wissenschaft, Industrie, Massenmedien und Politik das Konzept aus der je eigenen Perspektive aufgreift. Aus der Perspektive staatlicher Technologiepolitik lässt sich die Dynamik als Erfolg kennzeichnen, da breite gesellschaftliche Diskurse die hohen Fördersummen legitimieren und öffentliche Aufmerksamkeit konzentrieren. Von 1998 (dem Beginn einer expliziten Förderung der Nanotechnologie) bis zum Jahre 2006 stiegen die Fördermittel des BMBF 27,6 Mill. Euro auf 134,4 Mill. Euro. Die öffentliche Berichterstattung über die Chancen der Nanotechnologie (z. B. Durchbrüche bei der Bekämpfung von Krankheiten wie Krebs und Alzheimer, wirtschaftliche Potenziale wie neue Generationen leistungsfähiger Computer-Chips) in meinungsbildenden deutschsprachigen Printmedien nahm in den Jahren ebenfalls stark zu (Grobe/Eberhard et al. 2005). Mit der breiten öffentlichen Aufmerksamkeit hat der Diskurs aber auch den engen Kreis wissenschaftlicher und technologiepolitischer Akteure verlassen und wurde zu einem Diskurs, auf dem grundsätzliche Fragen technischer und gesellschaftlicher Entwicklung ausgetragen werden.

III. Kontrolle der Diskurse – Absicherung zukünftiger Märkte

Nachdem die hohen Erwartungen an die Nanotechnologie als zukünftige Schlüsseltechnologie technologiepolitisch etabliert waren, gewannen zwei Diskurse an Bedeutung, die auf Kontrolle sowie Konkretisierung ausgerichtet sind. Zum einen setzen sozialwissenschaftliche Meta-Diskurse ein, die die Akzeptanz von Nanotechnologie überprüfen (Gaskell/Eyck et al. 2005; Lee/Scheufele et al. 2005). Zum zweiten werden die Nanotechnologie-Programme ergänzt durch Studien, die sich mit ethischen, rechtlichen und sozialen Auswirkungen bzw. Dimensionen beschäftigen (Roco/Bainbridge 2001; TAB 2003). Zum dritten schließlich wird die internationale Normung und Standardisierung durch technologiepolitische Akteure forciert (Schaper-Rinkel 2006a, 485 ff.).

Die steigende Bedeutung von Akzeptanzforschung und -maßnahmen resultiert aus der zunehmenden Thematisierung von Risiken durch unterschiedliche Akteure aus Umweltbewegung, Wirtschaft und Wissenschaft. Das Jahr 2004 ist in diesem Kontext ein Wendepunkt. Zwei Jahre zuvor hatte die Kanadische Action Group on Erosion, Technology and Concentration (ETC) im Vorfeld des Weltgipfels für nachhaltige Entwicklung in Johannisburg ein Moratorium zur kommerziellen Produktion neuer Nanomaterialien und einen transparenten globalen Prozess zur Bewertung der sozio-ökonomischen sowie der Gesundheits- und Umweltwirkungen der Technologie gefordert (ETC Group 2002). In der Wissenschaftspresse wurde diese Initiative einer kleinen NGO als Auftakt für kommende Proteste gesehen (Giles 2003). Die Debatten erreichten eine breite globale Öffentlichkeit nicht zuletzt, nachdem sich der britische Thronfolger Prince Charles ähnlich kritisch zur Nanotechnologie äußerte wie die ETC Group, und sich der Britische Wissenschaftsminister Lord Sainsbury explizit öffentlich dagegen äußerte, was das Thema in die Massenmedien brachte. 2004 veröffentlichte die Rückversicherungsgesellschaft Swiss Re eine Studie, in der befürchtet wurde, dass Nanotechnologien ‚revolutionäre Risiken mit ursächlich nachweisbarer Schadenfolge' bergen könnten (Swiss Re 2004). Ein von der britischen Regierung in Auftrag gegebener Bericht der Royal Society und der Royal Academy of Engineering forderte vehement umfassende Risikoforschung und eine Nanotechnologiepolitik, die sich nicht einseitig an Industrieinteressen orientiert (Royal Society/ The Royal Academy of Engineering 2004; Royal Society 2005). Mit dieser ungewöhnlichen Allianz von Kritikern aus der Versicherungswirtschaft, Umweltgruppen, dem britischen Königshaus und der Britischen Royal Society und der daraus resultierenden hohen öffentlichen Resonanz war es den Regierungen führender Industrieländer nicht mehr möglich, die Thematisierung von Risiken der Nanotechnologie als irrational zu ignorieren. Durch die Verfügbarkeit von Positionen und Studien im Internet sind Risikodiskurse unterschiedlicher Interessengruppen nicht mehr voneinander abgeschottet, sondern beziehen sich aufeinander. Risikodiskurse von Akteuren aus Industrie, Zivilgesellschaft und Wissenschaft artikulieren divergierende Prioritäten und Werte hinsichtlich der Technologieentwicklung und forcieren damit den Prozess, Risiken auf die förderpolitische Agenda der führenden Industriestaaten zu bringen.

Eng verbunden mit den Risikodiskursen sind organisierte Bürger- und Verbraucherdiskurse, die auf den Erfahrungen der Gentechnik beruhen (BfR-Verbraucherkonferenz zur Nanotechnologie 2006). Die normative Vorgabe, nach der Nanotechnologie die Wettbewerbsfähigkeit von Staaten, Regionen und Branchen erhöhen soll, sowie die Befürchtung, Nanotechnologie könne auf Widerstand stoßen (wie Atomtechnik oder grüne Gentechnik), führt dazu, dass ein erheblicher Anteil staatlicher Mittel für Öffentlichkeitsarbeit aufgewandt werden.[2] Die Öffentlichkeitsarbeit der Bundesregierung setzt darauf, der Öffentlichkeit die Möglichkeit zu geben, „sich über Chancen und Risiken der Nanotechnologie zu informieren und mögliche Vorbehalte mit Experten zu diskutieren" (BMBF 2006). Die Information der Öffentlichkeit über die Nanotechnologien der Zukunft ist dabei nicht auf eine Ermächtigung der StaatsbürgerInnen zur Vorbereitung demokratischer Entscheidungen ausgerichtet, denn eine ‚Exit'-Option ist nicht vorgesehen.

Die partizipativen Verfahren, die über öffentliche Mittel finanziert werden, haben die Steigerung von Wachstum und Wettbewerbsfähigkeit als Rahmen des Diskurses und können bei allem Engagement derer, die sie initiieren, durchführen und die daran beteiligt sind, nur in diesem Rahmen agieren. Dies bedeutet auch, dass die Problemdefinition bereits im Vorfeld definiert ist, da die Verfahren von Institutionen finanziert werden, die ihrerseits für spezifische Probleme zuständig sind. Die TeilnehmerInnen der deutschen Verbraucherkonferenz (finanziert vom Bundesinstitut für Risikobewertung mit seinen Aufgaben des Verbraucherschutzes) deuten dieses Problem des von vornherein eingeschränkten Auftrags selbst an:

> „Das Votum bezieht sich auf die Anwendungsbereiche Lebensmittel, Textilien und Kosmetika. Darüber hinaus sind zahlreiche andere Aspekte aufgekommen: militärische Anwendungen der Nanotechnologie, Beitrag der Nanotechnologie zur Lösung globaler Umweltprobleme (z. B. Trinkwasseraufbereitung), Ausweitung der technologischen Kluft zwischen Industrie und Entwicklungsländern sowie medizinische Anwendungen der Nanotechnologie. Diese konnten wir nicht vertiefen. Wir sehen aber die Notwendigkeit, sich mit diesen Fragen zukünftig auseinanderzusetzen." (BfR-Verbraucherkonferenz zur Nanotechnologie 2006, 1 f.)

Die Probleme, die von ihnen zusätzlich zu ihrer Aufgabe für wichtig erachtet wurden, sind *politische Fragen* der Prioritätensetzung in der Wirtschaftspolitik (globale Umweltprobleme versus marktorientierte Ziele) und der internationalen Politik (Rüstungspolitik und globale Ungleichheit); ihre Aufgabe im Kontext der

---

[2] Eine Auswertung der Fördermittel aus der Förderdatenbank (Stand: 10.02.2006) zeigt, dass die 9 am höchsten geförderten (Teil)Projekte wenig überraschend im Bereich Nanoelektronik/-optik zu finden sind. Bereits an 10. Stelle der Fördersumme befinden sich die innovationsunterstützenden Maßnahmen des VDI-TZ. Von 1998 bis Ende 2006 beträgt die Gesamtförderung für solche Maßnahmen 15.306.133,57 €.

Verbraucherkonferenz bezog sich jedoch nicht auf ihre Position als aktive StaatsbürgerInnen, sondern lediglich auf ihre Position als KonsumentInnen zukünftiger nanotechnologie-basierter Produkte.

Auch wenn es noch keine kritischen und zusammenfassenden Analysen von Verbraucherdiskursen der Nanotechnologie gibt, so lässt sich doch folgende Hypothese wagen (nicht zuletzt aus der eigenen Erfahrung als geladene Expertin eines solchen): Bürgerkonferenzen, Verbraucherbefragungen und vielfältige Instrumente zur Erhebung der allgemeinen öffentlichen Meinung dienen zum einen als Ausweis von partizipativer Demokratie und erheben frühzeitig möglichen Widerstand, um – im Sinne von Wachstum und Wettbewerbsfähigkeit – staatlicherseits ebenso frühzeitig intervenieren zu können. Das ist nicht die Intention derjenigen, die mit hohem Engagement partizipative Verfahren initiieren und durchführen, sondern ist dem Kontext geschuldet. Da solche Verfahren mit öffentlichen Mitteln durchgeführt werden, stehen Gelder zur Verfügung, wenn die Argumentation von Wachstum und Wettbewerbsfähigkeit bedient wird. Da die Technologieentwicklung und Markteinführung von nanotechnologischen Produkten heute global erfolgt, setzen sich schnell auch vergleichbare Verfahren zur Erhebung der Bürger- und Verbraucherstimmen durch. Bürgerdiskurse sind eine diskursive politische Technologie im Sinne von Foucault. Politische Technologien sind Verfahren (oder auch Institutionen und/oder Rechtsformen) die es ermöglichen, Objekte (in diesem Fall: eine sichere, verbraucherfreundliche Nanotechnologie) und Subjekte (aufgeklärte BürgerInnen) einer spezifischen politischen Rationalität (Wachstum und Wettbewerbsfähigkeit) entsprechend zu konstituieren und zu regieren. Sie dienen (auch dies ist bisher eine Hypothese) der beschleunigten Technikentwicklung und damit der Absicherung von Zukunftsmärkten, nicht jedoch der (radikal)demokratischen Kontrolle der Technikentwicklung durch die StaatsbürgerInnen.

Die zentrale Forderung des vom Bundesinstitut für Risikobewertung initiierten Verbrauchervotums lautet: „Wir fordern eine Kennzeichnungspflicht ‚Nano', damit der Verbraucher zum einen ein Wahlrecht hat und zum anderen eine Täuschung für den Verbraucher vermieden werden kann." (BfR-Verbraucherkonferenz zur Nanotechnologie 2006). Mit dieser Forderung verweisen die TeilnehmerInnen auf den Standardisierungsdiskurs.

Um spezifische Nanotechnologien zu patentieren, sie zu Handelsgütern zu machen und zu regulieren, sind präzise Begriffsbestimmungen und Abgrenzungen – Klassifizierung und Standardisierung – notwendig. Zurzeit kann das Label Nano genutzt werden, ohne dass ein Produkt Nanotechnologien enthalten muss und umgekehrt müssen Hersteller nicht angeben, ob Nanopartikel enthalten sind.

Die Verwendung des Begriffs ‚Nano' hängt bisher davon ab, ob sich die Hersteller davon einen positiven Werbeeffekt versprechen oder umgekehrt Sorge haben, dass ‚Nano' einen negativen Effekt haben könnte. Die industriellen Milliardenmärkte für funktionale Nanomaterialien und zukünftige Nanotechnologien benötigen Standards, um eine internationale und branchenübergreifende Vergleichbarkeit der Anwendungsbereiche, der Qualität und damit eine tatsächliche internationale Vergleichbarkeit von Preisen zu gewährleisten sowie Anwenderindustrien unabhängig von einzelnen Nano-Zulieferern zu machen.

Da Klassifizierungen und Standards auch die Voraussetzung für Regulierungsanforderungen und Regulierungsstrategien sind, wird die öffentliche Förderung von industrieunabhängigen Forschungsvorhaben sowohl von NGOs, Wissenschaft und Wirtschaft gefordert. Einigkeit besteht darin, den rechtlichen Rahmen in Bezug auf Arbeitsschutz, Gesundheits- und Umweltschutz zu überprüfen, um Schutzlücken zu identifizieren und Praxen zu entwickeln, die ein hohes Schutzniveau in Laboren und in der Produktion von synthetischen Nanopartikeln sichern. Doch neben dem Konsens existiert auch ein beträchtlicher Dissens, denn hinter dem allerorten im Diskurs formulierten Ziel einer sicheren, verantwortungsvollen und nachhaltigen Nanotechnologie stecken eine Vielzahl von offenen Fragen und Konflikten (vgl. Schaper-Rinkel 2006b; Schaper-Rinkel 2009): Was ist ein hohes Schutzniveau und wie kann es gewährleistet werden? Soll die Regulierungspolitik auf einer Risikokonzeption beruhen, die auf den traditionellen Risikodefinitionen aus Naturwissenschaft und Wirtschaft beruht, oder soll ein vorsorgeorientierter Risikobegriff entwickelt werden, der potenziell irreversible Folgen berücksichtigt (EEA 2001)? Sollen es weitgehend freiwillige Maßnahmen sein, oder aber gesetzlich vorgeschriebene? Solche Fragen werden in vielfältigen Gremien diskutiert, während gleichzeitig mit den hohen Summen, die weltweit in die Nanotechnologie investiert werden, Fakten in Form neuer Verfahren und Produkte geschaffen werden, ohne dass verbindliche Regulierungsstrategien international vereinbart werden.

Mit der Ausdifferenzierung der Nano-Diskurse gewinnt das technologische Feld zwar an gesellschaftlicher Bedeutung, doch zugleich verschwimmen seine Grenzen: Nanotechnologie wird einerseits zu etwas Imaginärem, das vage eine große Zukunft unbegrenzter Kontrolle über die Materie verspricht, andererseits manifestiert sich die Technologie im Supermarkt bisher in banalen Produkten, die in Form von Schuhcreme oder Badreinigern Glanz im Kleinen versprechen. Während Fachöffentlichkeiten dabei sind, sich vom umfassenden und damit nichtssagenden Begriff der Nanotechnologie zu verabschieden, stieg die überwiegend positive Berichterstattung über Nanotechnologie in führenden Printmedien seit 2000 stark an (Grobe/Eberhard et al. 2005; Stephens 2005). Da die Diskurse in wichtigen Printmedien implizit als ein Indikator für die Haltung einer abstrakten allgemeinen Öffentlichkeit gelten, sind sie für staatliche Akteure von hoher Bedeutung, um mögliche Felder zu identifizieren, die besonderer Aufmerksamkeit im Sinne akzeptanzfördernder Maßnahmen bedürfen – wiewohl trotz Nano-Skandalen Akzeptanzprobleme nicht auszumachen sind.[3]

Die Ansätze, den Nano-Diskurs strategisch zu kontrollieren, setzen einen Prozess der Regelsetzung in Gang, der eine Beteiligung von Akteuren ermöglicht, deren Handeln nicht am primären Ziel ökonomischer Beschleunigung ausgerichtet ist. Ob die Partizipation wirkungsvoll ist, ist indes nicht abzusehen.

IV. Schluss: Regierung der Diskurse – die politische Organisation des Technologiefeldes

Entgegen einer traditionellen Ideengeschichte zeigt die politische Diskursgeschichte der Nanotechnologie, dass Erwartungen und Versprechen heterogener Akteure im technologiepolitischen Diskurs aufgegriffen und rekonfiguriert werden und in dem Prozess zu konkreten Optionen verdichtet werden. Sozial- und geisteswissenschaftliche Analysen der Nanotechnologie folgen nicht mit zeitlichem Abstand, sondern sind zeitlich eng gekoppelt und gehören damit gleichermaßen zur Technologieentwicklung, indem sie die Technologie gesellschaftlich einbetten, ihre sozialen, ökonomischen, kulturellen und politischen Aspekte explizieren, verbreiten und als implizite und explizite Ansprüche in die weitere Entwicklung einfließen.

Da es sich bei der Selektion und der Weiterentwicklung von Konzepten und Technologien in eine bestimmte Richtung um Machtfragen und um Ressourcen-

---

[3] 2006 ging die *Neosino Nanotechnologies AG* an die Börse, die nach eigenen Angaben Nahrungsergänzungsmittel mit nanopartikulären Mineralstoffen anbietet, die die Regeneration des Körpers optimieren sollen und daher besonders für Sportler angepriesen wurden. Der Deutsche Sportbund empfahl die Mittel, der FC Bayern München warb für sie. Wenige Monate nach dem erfolgreichen Börsengang berichtete das Fernsehmagazin *Panorama*, dass die Produkte weder Nanopartikel enthielten, noch die angebliche Produktionsstätte auf Malta existierte. Ende März 2006 wurden Vergiftungsfälle nach der Anwendung eines „Nano"-Versiegelungssprays namens Nano-Magic gemeldet. Auch bei diesem Produkt blieb unklar, ob es überhaupt Nanopartikel enthielt – eindeutig ließ sich lediglich feststellen, dass das Produkt zu Unrecht ein TÜV-Prüfsiegel trug. In beiden Fällen bestand der Skandal am Ende darin, dass die Produkte keine Nanopartikel enthielten (vgl. Schaper-Rinkel 2009)

allokation handelt, wird Nanotechnologie nicht nur durch Diskurse begleitet, sondern durch eben diese konfiguriert. Regierungsnahes Technology Assessment, öffentlich finanzierte Nano-Marktanalysen, politische Strategiepapiere, Förderprogramme sowie Standardisierungs- und Regulierungsdiskurse formieren die Strategie zur Technologieentwicklung. Um Nanotechnologie als ‚Schlüsseltechnologie des 21. Jahrhunderts' konzeptionell zu etablieren, bedurfte es der massenmedialen und auch der sozial- und geisteswissenschaftliche Diskurse, die das Konzept der Nanotechnologie in verschiedene Kontexte einbetteten, Interesse durch Kontroverse forcierten und die gesellschaftlichen Weiterungen der Schlüsseltechnologie sichtbar machten. Bis in die neunziger Jahre waren die Nano-Diskurse verstreut bzw. hatte das, was heute als Nanotechnologie firmiert, kein begriffliches Dach. Erst mit der Verhandlung im politischen Raum wurden die verstreuten Diskurse epistemologisch und institutionell zu dem zusammengefügt, was heute als Nanotechnologie gilt.

Der politische Diskurs der Nanotechnologie ist zum einen ein Meta-Diskurs, der die anderen Diskurse zusammenfasst, sortiert, bewertet, evaluiert, einige Diskurspositionen vorantreibt, andere zu minimieren sucht. Innerhalb des politischen Nano-Diskurses sind diskursive Methoden mit unterschiedlicher Reichweite und Intention zu unterscheiden. Der wichtigste politische Nano-Diskurs Ende der neunziger Jahre war der *programmatische Diskurs*. In diesem wurden die als langfristig machbar geltenden Nano-Visionen verbunden mit dem Diskurs zum aktuellen Stand spezifischer Technologien, die als Teilfelder von Nanotechnologie gelten können (z. B. Materialwissenschaften, Nanoelektronik), um Handlungsfelder aufzuzeigen und staatlichen Handlungsbedarf zu definieren. Mit und durch den programmatischen Diskurs wurde Nanotechnologie zu einem Leitbild zukünftiger Technologieentwicklung. Heute steht politisch der Umgang mit Risiken im Vordergrund der öffentlichen Debatte. Politische Diskurse sind zentral für die Zuweisung von öffentlichen Ressourcen, für die Aushandlung unterschiedlicher Interessen (z. B. Industrie, Verbraucherschutz, Umwelt-NGOs) sowie für die Herausbildung von Governance-Strukturen, innerhalb derer die zukünftige Entwicklung der Nanotechnologie organisiert wird. Im Kontext der politischen Diskurse, respektive im Diskurskontext staatlicher Institutionen werden die relevanten Ein- und Ausschlüsse organisiert, produziert und im Zweifels- und Konfliktfall vorläufig abschließend festgelegt.

Literatur

Bachmann, Gerd (1998): *Analyse und Bewertung zukünftiger Technologien. Innovationsschub aus dem Nanokosmos.* VDI Technologiezentrum, Düsseldorf.

Baird, Davis; Nordmann, Alfred; Joachim, Schummer (Hg.) (2004): *Discovering the Nanoscale.* IOS Press, Amsterdam.

BfR-Verbraucherkonferenz zur Nanotechnologie (2006): *Verbrauchervotum zur Nanotechnologie vom 20. November 2006: BfR-Verbraucherkonferenz zur Nanotechnologie in Lebensmitteln, Kosmetika und Textilien.* BFR Bundesinstitut für Risikobewertung, Berlin.

BMBF, Bundesministerium für Bildung und Forschung (1999): *Bekanntmachung von Richtlinien über die Förderung von Forschungs- und Entwicklungsvorhaben im Rahmen des Förderschwerpunktes „Nanotechnologie".*

BMBF, Bundesministerium für Bildung und Forschung (2002): *Strategische Neuausrichtung. Nanotechnologie in Deutschland.* Bonn.

BMBF, Bundesministerium für Bildung und Forschung (2004): *Nanotechnologie erobert Märkte.* Deutsche Zukunftsoffensive für Nanotechnologie, Bonn.

BMBF, Bundesministerium für Bildung und Forschung (2006): *Nano-Initiative - Aktionsplan 2010.* BMBF, Bonn.

Drexler, K. Eric (1987): *Engines of Creation. The Coming Era of Nanotechnology.* Anchor Books, New York.

Dunn, Steve; Whatmore, Roger W. (2002): *Nanotechnology Advances in Europe. STOA 108 en.* European Parliament: Directorate General for Research, Luxemburg.

EEA, European Environment Agency (2001): *Late lessons from early warnings. The precautionary principle 1896–2000.* Copenhagen.

Eigler, Don; Schweizer, E. K. (1990): „Positioning single atoms with a scanning tunneling microscope". In: *Nature* 344 (5 April 1990), 524-526.

ETC Group (2002): *No Small Matter! Nanotech Particles Penetrate Living Cells and Accumulate in Animal Organs.* Winnipeg.

European Commission (2001): *Mapping Excellence In Nanotechnologies. Preparatory Studies. Nanotechnology Expert Group And Eurotech Data.* Commission of the European Communities, Brussels.

Feynman, Richard P. (1959): *There's Plenty of Room at the Bottom.* Vortrag am 29. Dezember 1959 (zuerst erschienen in: Engineering and Science), California Institute of Technology, In: http://www.its.caltech.edu/~feynman/plenty.html.

Franks, Albert (1987): „Nanotechnology". In: *Journal of Physics E: Scientific Instruments* 20 (12), 1442-1451.

Gaskell, George; Eyck, Toby Ten; Jackson, Jonathan, et al. (2005): „Imagining nanotechnology: cultural support for technological innovation in Europe and the United States". In: *Public Understanding of Science* 14 (1), 81-90.

Giles, Jim (2003): „What is there to fear from something so small?" In: *Nature* 426 (18/25), 750.

Grobe, Antje; Eberhard, Caspar; Hutterli, Martin (2005): *Nanotechnologie im Spiegel der Medien: Medienanalyse zur Berichterstattung über Chancen und Risiken der Nanotechnologie. Januar 2001 – April 2005.* Stiftung Risiko-Dialog, St. Gallen.

Lee, Chul-Joo; Scheufele, Dietram A.; Lewenstein, Bruce V. (2005): „Public Attitudes toward Emerging Technologies: Examining the Interactive Effects of Cognitions and Affect on Public Attitudes toward Nanotechnology". In: *Science Communication* 27 (2), 240-267.

Luther, Wolfgang; Bachmann, Gerd; Zweck, Axel et al. (2006): *Kommerzialisierung der Nanotechnologie*. VDI Technologiezentrum, Düsseldorf.

Milburn, Colin (2002): „Nanotechnology in the Age of Posthuman Engineering: Science Fiction as Science". In: *Configurations* 10 (2, Spring 2002), 261-296.

National Science and Technology Council (1999): *Nanotechnology. Shaping the World Atom by Atom*. Washington.

NSTC, National Science and Technology Council/IWGN, The Interagency Working Group on NanoScience, Engineering and Technology (1999): *Nanostructure Science and Technology. A Worldwide Study*.

POST, Parliamentary Office of Science and Technology Policy (1996): *Making it in Miniature - Nanotechnology - Report Summery*. POST, Parliamentary Office of Science and Technology Policy, London.

Roco, Mihail C.; Bainbridge, William Sims (2001): *Societal Implications of Nanoscience and Nanotechnology*. National Science Foundation (NSF), Arlington, Virginia.

Royal Society (2005): *Government commits to regulating nanotechnologies but will it deliver?* In: http://www.royalsoc.ac.uk/news.asp?id=2976.

Royal Society; The Royal Academy of Engineering (2004): *Nanoscience and nanotechnologies: opportunities and uncertainties*. London.

Schaper-Rinkel, Petra (2003): *Die Europäische Informationsgesellschaft. Technologische und politische Integration in der europäischen Politik*. Westfälisches Dampfboot, Münster.

Schaper-Rinkel, Petra (2006a): „Governance von Zukunftsversprechen: Zur politischen Ökonomie der Nanotechnologie". In: *PROKLA 145 „Ökonomie der Technik"* 36 (4), 473-496.

Schaper-Rinkel, Petra (2006b): „Politische Regulierung II: Globale und verbindliche Standards". In: *politische ökologie 101: Nanotechnologie. Aufbruch ins Ungewisse*, 53ff.

Schaper-Rinkel, Petra (2009): „Nanotechnologiepolitik: Die Antizipation potenzieller Umwelt- und Technikkonflikte in der Governance der Nanotechnologie". In: Feindt, Peter H.; Thomas Saretzki (Hg.): *Umwelt- und Technikkonflikte*. VS Verlag, Wiesbaden, im Erscheinen.

Schirrmacher, Frank (2001): *Die Darwin AG. Wie Nanotechnologie, Biotechnologie und Computer den neuen Menschen träumen. Kiepenheuer & Witsch*. Köln.

Stephens, Lowndes F. (2005): „News Narratives about Nano S&T in Major U.S. and Non-U.S. Newspapers". In: *Science Communication* 27 (2), 175-199.

Swiss Re, Swiss Reinsurance Company (2004): *Nanotechnologie. Kleine Teile - große Zukunft*. Zürich.

TAB, Büro für Technikfolgen-Abschätzung beim Deutschen Bundestag (2003): *TA-Projekt Nanotechnologie. Endbericht*. Büro für Technikfolgenabschätzung beim Deutschen Bundestag, Berlin, Karlsruhe.

Taniguchi, Norio (1974): „On the Basic Concept of ‚Nano-Technology'". In: *Bulletin of the Japan Society of Precision Engineering*, 18-23.

Winner, Langdon (1980): „ Do Artifacts Have Politics?" In: *Daedalus* (Winter), 121-136.

Martina Erlemann

Nanotechnologien im „Dialog" – Partizipative Technikgestaltung oder Sicherung gesellschaftlicher Akzeptanz?

I. Einleitung: Nanotechnologien und Öffentlichkeiten

Im Bereich der Nanotechnologien kann man in den letzten Jahren einen starken Anstieg von Maßnahmen und Initiativen beobachten, in denen Nanotechnologien[1] und (Teil-)Öffentlichkeiten[2] ins Gespräch gebracht werden sollen. Dies Bewusstsein über die Notwendigkeit öffentlicher Debatten hat damit in einer relativ frühen Phase eingesetzt, in der sich die Nanotechnologien noch im Prozess ihrer Etablierung befinden und noch wenige ihrer als umwälzend angekündigten Möglichkeiten, die unter dem Stichwort der Converging Technologies[3] diskutiert werden, erfolgreich umgesetzt sind, sondern sich zu einem großen Teil im Entwicklungsstadium befinden.

Zwar sind BürgerInnen in ihrem Alltag mit diesen nanotechnologischen Entwicklungen kaum konfrontiert, trotzdem steigt langsam das öffentliche Bewusstsein für die Nanotechnologien und deren potenzielle Risiken. Die aber immer noch leisen Risikodebatten zu Nanotechnologien drehen sich in erster Linie um bereits im Handel erhältliche Konsumprodukte, die sich nanotechnologische Effekte zunutze machen, darunter auch Kosmetikprodukte, Textilien und Lebens-

---

[1] Ich spreche von Nanotechnologien im Plural, da sie als so genannte Querschnitttechnologien viele verschiedene technologische Anwendungsfelder betreffen, die von der Medizin- und Biotechnologie über Elektronik und Neue Materialien bis hin zu Kosmetik- und Lebensmitteltechnologien sowie die Umwelttechnik reichen.

[2] Da in den konkreten Kommunikationssituationen zwischen (Techno-)Wissenschaften und Öffentlichkeiten niemals die gesamte Öffentlichkeit angesprochen sein kann, sondern immer nur Teilöffentlichkeiten involviert sein können, macht es Sinn, von „Öffentlichkeiten" im Plural zu sprechen. Die Berührungsstellen und -kontexte sind so verschiedenartig, dass nie *die* Wissenschaft an sich mit *der* Öffentlichkeit insgesamt in Verbindung tritt.

[3] Unter Converging Technologies versteht man das Zusammenwirken von Informations-, Nano-, Kognitions- und Biowissenschaften.

mittel. Als „nanotechnologisch" werden sie aufgefasst, da diese Produkte nanoskalige Materialien enthalten, die für bestimmte erwünschte Funktionen oder
Eigenschaften verantwortlich sind. So sorgen in Sonnenschutzmitteln ab einem
Lichtschutzfaktor 15 nanoskalige Titandioxid- oder Zinkoxidpartikel für den
UV-Schutz, Textilien werden nanoskalige Silberpartikel beigemengt, deren an-
tibakterielle Eigenschaften geruchshemmend wirken, um nur zwei Beispiele zu
nennen.

Diese „nice-to-have"-Produkte stehen aber in keiner Relation zu jenen um-
wälzenden nanotechnologischen Möglichkeiten, die ein beliebig gestaltbares,
zukünftiges menschliches Dasein versprechen. Angefangen bei den Entwicklungen zum Human Enhancement, der Optimierung des menschlichen Bewusst-
seins, über das Ausschalten von natürlichen Alterungsprozessen bis hin zur
Überwindung des Todes, werden Visionen beschworen, die stark normative
Voraussetzungen implizieren. Dass mit diesem normativen Charakter eine Fülle
von ethischen, sozialen und juristischen Problemen und Fragen aufgeworfen
werden, über die politische, moralische sowie soziale – und nicht nur technologiepolitische – Entscheidungen zu treffen sind, wird von den optimistisch ge-
stimmten Befürwortern solcher Prognosen kaum mitbedacht.[4]

Mit der Problematik, wie sich derartige Entscheidungen im Zusammenspiel
zwischen Wissenschaften[5] und Öffentlichkeiten auf einer möglichst breiten gesellschaftlichen Legitimationsbasis gründen sollten, und auf welcher Grundlage
politische Entscheidungen über die Förderung, Anwendung und Implementierung heutiger Technologien getroffen werden sollen, müssen sich auch die Nanotechnologien auseinandersetzen. Ebengerade weil sie noch nicht weitreichend
implementiert sind und sich in vielen, wenn auch nicht allen, Anwendungsfeldern noch in der Entwicklungsphase befinden, begreifen Autoren der
Science and Technology Studies dies als Chance, die Entwicklung und Implementierung dieser Technologien durch Öffentlichkeiten und Sozialwissenschaften mitgestalten zu lassen und auch die normativen Implikationen der Nanotechnologien zur Debatte zu stellen (Kearnes et al. 2006; Wilsdon & Willis 2004),

---

[4] Für diese Problematiken hat sich die sprachliche Konvention ELSA oder ELSI (Ethical,
Legal and Social Aspects bzw. Issues) etabliert. Da deren Bearbeitung über einschlägige
Forschungsaufträge eher an die Sozialwissenschaften delegiert wird, werden die ethischen,
sozialen und politischen Seiten der Nanotechnologien von der nanotechnologischen Forschung und Entwicklung entkoppelt.

[5] Wenn ich im Folgenden von Wissenschaften spreche, sind hiermit die Nanotechnologien
im Sinne der Techno-Wissenschaften, wie ihn die *Science and Technology Studies* eingeführt haben, subsumiert.

etwa in Form gemeinsamer Entwicklungen von Forschungsagenden (Kearnes & Macnaghten 2006, 279).

Zur Frage der Demokratisierung von Expertise formiert sich hier ein Diskurs, in dem verhandelt wird, wie die Gesellschaft über die Zukunft der Nanotechnologien erfolgreich debattieren könnte und ob und wie (Teil-)Öffentlichkeiten an Entscheidungen, die Nanotechnologien betreffen, beteiligt werden könnten. Weder hat die Zivilgesellschaft bisher die Mitsprache bei der Entwicklung der Nanotechnologien nennenswert eingefordert noch gab es Anlässe, etwa über Schadensfälle durch nanomaterialienhaltige Konsumprodukte, die nennenswert öffentlich debattiert wurden.[6]

Insofern ist es interessant zu beobachten, wie verschiedenste Akteure aus dem politischen, dem wirtschaftlichen sowie auch dem wissenschaftlichen Sektor zur Bedeutung einer öffentlichen Diskussion über Nanotechnologien stehen und welche Vorstellungen eines gelungenen gesellschaftlichen Umgangs mit Nanotechnologien entworfen werden. In diesem Beitrag werde ich vor dem Hintergrund des derzeitigen Diskurses zum Verhältnis von Wissenschaften und Öffentlichkeiten diesen Fragestellungen nachgehen.

Nach einem Aufriss über die Entwicklung des Forschungsfeldes über Wissenschaften und Öffentlichkeiten im folgenden Abschnitt, werde ich in Abschnitt III vorstellen, wo sich ausgewählte politische, wissenschaftliche und Wirtschaftsakteure im Diskurs über Nanotechnologien und Öffentlichkeiten verorten. In Abschnitt IV wird der Diskurs über „Nanotechnologien und Öffentlichkeiten" mit Studienergebnissen zur öffentlichen Wahrnehmung und zur medialen Verarbeitung der Nanotechnologien gegengelesen und im Fazit schließlich resümiert, inwiefern in den diskutierten dialogischen Ansätzen die Zivilgesellschaft bei den Weichenstellungen zu Nanotechnologien mitgedacht wird.

Die Materialien, aus denen ich diese Beobachtungen ableite, wurden im Rahmen des Projektes „Risikokonflikte visualisiert – Entwicklung und Erpro-

---

[6] Die Gesundheitsschäden, die einige KonsumentInnen nach dem Gebrauch des Versiegelungssprays *Nanomagic* erlitten, wurden in deutschen Medien sehr viel weniger aufgegriffen als etwa in den amerikanischen Medien. Die kanadische Nichtregierungsorganisation ETC-Group hatte es immerhin dazu gebracht, ihre Forderung nach einem Moratorium für Nanotechnologien zu erneuern. Die Ursache der gesundheitlichen Probleme der *Nanomagic*-NutzerInnen wurde allerdings schon nach wenigen Wochen nicht mehr den nanopartikelhaltigen Bestandteilen zugeschrieben.

bung von internetbasierten Argumentationslandkarten" (www.risk-cartography. org) erhoben.[7]

II.   Vom Wissensdefizit zum Dialog

In Wissenschaft und Technologie zu investieren galt lange als *das* Erfolgsmodell für eine prosperierende wirtschaftliche Entwicklung, insbesondere seit der Nachkriegszeit. Den Wissenschaften war die Rückendeckung der Gesellschaft lange Zeit sicher, ihre Fähigkeit und Legitimität, entscheidungsrelevantes Wissen zu erzeugen, wurde ihnen kaum streitig gemacht. Dies hat sich jedoch in den vergangenen Jahrzehnten grundlegend geändert. Wissenschaften haben heutzutage nicht mehr die uneingeschränkte Deutungshoheit darüber, wo die Grenzen zwischen wissenschaftlichem Wissen und anderen Wissensformen verlaufen, noch die Deutungshoheit darüber, welches Wissen entscheidungsrelevant sein soll und welches nicht. Sie müssen sich vielmehr eine Befragung durch Öffentlichkeiten gefallen lassen, die nicht mehr das blinde Vertrauen in *die* Wissenschaft hat, sondern mitunter kritisch nachfragt, in welche Bereiche öffentliche Gelder fließen und ob technischer Fortschritt nur Wohlstand verheißt oder nicht auch unerwünschte Risiken und Nebenfolgen (Beck 2007) mit sich bringt. Nicht zuletzt haben auch viele Risiko- und Schadensfälle seit den 1970er Jahren dazu beigetragen, dass sich die heutigen Wissenschaften vor der Gesellschaft legitimieren müssen.

Ausgehend von Großbritannien, wo man dieser Situation Mitte der 1980er Jahre mit dem Programm des so genannten *Public Understanding of Science* (PUS) begegnet ist (Royal Society 1985), setzte sich die Ansicht durch, dass BürgerInnen Techno-Wissenschaften sicherlich wieder unhinterfragt akzeptieren würden, wenn sie nur ausreichend über Wissenschaft aufgeklärt würden und eine höhere wissenschaftliche Grundbildung, so genannte „scientific literacy" besäßen. Dies fußte auf der Vorstellung, die Öffentlichkeit würde unter einem „Wissensdefizit" leiden, das es durch Information zu beseitigen gälte und das dem so genannten Defizitmodell den Namen gab. Vertreter der *Science and*

---

[7] Dieses Projekt wurde, unter der Leitung von Stefan Böschen, Cordula Kropp und Jens Soentgen, am Wissenschaftszentrum Umwelt der Universität Augsburg sowie an der Münchner Projektgruppe für Sozialforschung durchgeführt und im Rahmen des BMBF-Förderschwerpunkts „Sozial-ökologische Forschung" zur Fragestellung „Strategien zum Umgang mit systemischen Risiken" gefördert und von Gerald Beck, Astrid Engel, der Autorin sowie Simon Meissner bearbeitet. Zum Projekt siehe etwa Engel & Erlemann 2007.

Technology Studies haben allerdings in empirischen Studien aufgezeigt, dass dieses Defizitmodell zu kurz gedacht ist. Denn ob BürgerInnen Techno-Wissenschaften für glaubwürdig halten und ihnen Vertrauen schenken oder nicht, ist nicht zuletzt eine Frage des sozialen Kontextes und der konkreten Situation, in der sie mit Wissenschaften zu tun haben (vgl. für viele: Irwin & Wynne 1996). Unter anderem aufgrund dieser Kritik hat das Defizitmodell an Überzeugungskraft und schließlich an politischer Bedeutung verloren.

Die Rhetorik über das angemessene Verhältnis zwischen Wissenschaften und Öffentlichkeiten hat sich zu Ende der 1990er Jahre angesichts der immer virulenter werdenden Frage der demokratischen Basis technologiepolitischer Entscheidungsfindung verändert. Die Vorstellung, Gesellschaft werde Wissenschaft und Technologie sicherlich akzeptieren, sofern sie nur hinreichend und angemessen darüber informiert und aufgeklärt würde, wurde durch die Frage abgelöst, wie Wissenschaften und Öffentlichkeiten zusammenzubringen seien und in Interaktion miteinander treten könnten. In den programmatischen Papieren der politischen – und auch einiger wissenschaftlicher – Akteure hat die Rede vom „Dialog zwischen Wissenschaft und Gesellschaft" (Stifterverband 1999; European Commission 2000) die Idee der Aufklärung über Wissenschaft, wie sie im Defizitmodell als Mittel der Wahl propagiert wurde, weithin verdrängt.

Eine veränderte Rhetorik bedeutet aber noch nicht zwangsläufig, dass das Defizitmodell auch inhaltlich ausgedient hätte.[8] Die Problematiken in den Beziehungen zwischen Techno-Wissenschaften und Öffentlichkeiten bzw. der Gesellschaft sind quasi zum Dauerbrenner wissenschafts- und technologiepolitischer Diskurse geworden, in denen sich neben den politischen auch Akteure aus dem Wissenschaftsbereich zu Wort melden wie zum Beispiel der Stifterverband für die deutsche Wissenschaft (2000, 2004), der das britische PUS-Konzept in modifizierter Form als „Public Understanding of Science and Humanities" für Deutschland übernommen hat (Stifterverband 2000).

In der deutschen Diskussion zeichnen sich in den letzten 10 Jahren mehrere Strategien ab, um Wissenschaften und Öffentlichkeiten näher zusammenzubringen, der ich im Rahmen dieses Beitrages zwei Stoßrichtungen zuordnen möchte. Zum einen sollen durch so genannte Dialogveranstaltungen „Verständnis und Interesse für Wissenschaften" (Konzept zum Einsteinjahr 2004, nach Gabriel & Quast 2006) in der Öffentlichkeit wecken, „die wechselseitige Verantwortung von Wissenschaft und Gesellschaft stärker ins öffentliche Bewusstsein rücken"

---

[8] Eine Analyse der Veränderungsprozesse in der Rhetorik im europäischen Kontext findet sich bei Fochler & Müller (2006).

(ebd.) und zu einer „Diskussion um Wissenschaft und Innovation" (ebd.) anstoßen. Zu den Maßnahmen dieser Stoßrichtung gehören die seit 2000 vom Bundesministerium für Bildung und Forschung gemeinsam mit der GmbH „Wissenschaft im Dialog" jährlich ausgerichteten „Wissenschaftsjahre". Dem Vorwurf, hier handle es sich um eine Einbahnstraßenkommunikation, bei der wissenschaftliche ExpertInnen zu den Gästen der Veranstaltungen sprechen, und die lediglich zur Akzeptanzbeschaffung diente, halten die Initiatoren entgegen, die Veranstaltungen der Wissenschaftsjahre seien als wechselseitiger Austausch zwischen Wissenschaften und Öffentlichkeiten konzipiert (Stifterverband 2000, 7).

Zum anderen stellt sich bei akut auftretenden und brisanten Problemlagen, die Wissenschaft und Technologie betreffen, die Frage, wie BürgerInnen mittels partizipativer Maßnahmen stärker in die Diskussionsprozesse im Vorfeld technologiepolitischer Entscheidungsprozesse einzubeziehen sind, um politische Entscheidungen auf einer erweiterten Legitimationsbasis treffen zu können. Zu den EU-weit am häufigsten angewendeten Maßnahmen solcher Bürgerbeteiligungsverfahren gehören die Bürger- oder Konsensuskonferenzen.[9] Einige Wissenschaftsforscher halten diese Form der Partizipation an Wissenschafts- und Technologiepolitik allerdings für unzureichend, da diese Maßnahmen erst einberufen werden, wenn die zur Disposition stehenden Technologien schon implementiert sind. Statt dieser Form der Partizipation, die *downstream* gerichtet ist, plädieren sie im Falle der Nanotechnologien, unterstützt von Policy-Organen (Royal Society 2004), für ein so genanntes *upstream engagement*, in dem Öffentlichkeiten schon im Laufe der Forschungs- und Entwicklungsprozesse von Technologien über die dabei entstehenden Problemlagen mitdiskutieren und sie mitgestalten können (Wilsdon & Willis 2004; Kearnes et al. 2006).

III.   Der „Dialog" über Nanotechnologien

Den eben beschriebenen Ansätzen der letzten Jahre folgend, wird auch im Falle der Nanotechnologien das Ziel artikuliert, Wissenschaften mit Öffentlichkeit(en) über so genannte Dialoge ins Gespräch zu bringen. Dieses Anliegen wird in erster Linie von jenen Akteuren formuliert, die mit Nanotechnologien arbeiten, die

---

[9]   Für einen weiterführenden Überblick über die wichtigsten partizipativen Verfahren zur Technikfolgenabschätzung in Deutschland verweise ich auf den TAB-Bericht Nr. 96 (TAB 2004).

in die Governance der Nanotechnologien eingebunden sind oder anderweitig in die Entwicklung der Nanotechnologien involviert sind. Daher sind die Sprecher im Diskurs um den „Dialog" der Nanotechnologien in erster Linie politische, wirtschaftliche sowie wissenschaftliche Akteure und seit kurzem auch einige Umweltschutzorganisationen. Es stellt sich die Frage, ob und welche Art der Interaktion zwischen Nanotechnologien und Öffentlichkeiten jene Akteure im Sinn haben, wenn sie von „Dialog" sprechen und ob die Gesellschaft in den Diskussionsprozessen um technologiepolitische Entscheidungen mitgedacht wird.[10]

Die Vorstellungen von „Dialog"

Beginnend mit politischen Akteuren, die mit forschungspolitischen Agenden der Nanotechnologien betraut sind, sei hier das Bundesministerium für Bildung und Forschung (BMBF) herausgegriffen, das eine ganze Reihe von Broschüren herausgibt, in denen für die nationalen Forschungs- und Entwicklungsstrategien der Nanotechnologien geworben werden soll.

In einer Broschüre zum „Aktionsplan 2010" zur Nanotechnologie des BMBF ist im Rahmen einer Auflistung der „Herausforderungen" (BMBF 2006, 14) unter dem Stichwort „Risikokommunikation" (ebd.) die Rede von einer

> Etablierung eines Dialogprozesses, der alle gesellschaftlichen Gruppen umfasst. (BMBF 2006, 14)

Ein Dialog wird hier vorerst nur in Bezug auf die Risiken angedacht, die im Zuge der schon umgesetzten nanotechnologischen Innovationen auftreten können. Der Dialogprozess soll über Dialogveranstaltungen angestoßen werden:

> Dialogveranstaltungen zu Chancen und Risiken der Nanotechnologie: Die Öffentlichkeit soll aktiv in den Dialogprozess zu möglichen Chancen und Risiken der Nanotechnologie einbezogen werden, um die in der Bevölkerung festzustellenden Informationslücken hinsichtlich der Nanotechnologie zu schließen. Neueste Erkenntnisse zu Chancen und Risikoaspekten der Nanotechnologie, die beispielsweise im Rahmen des „Nano-Dialog 2006 – 2008" des

---

[10] Die im Folgenden diskutierten Statements von Akteuren, die sich zur Frage, ob und wie Nanotechnologien öffentlich diskutiert werden sollten, zu Wort melden, bilden eine Auswahl aus den Daten, die im Rahmen der Aufarbeitung des Risikodiskurses zu Nanomaterialien im oben genannten Projekt erhoben wurden (siehe Fußnote 7).

> BMU und des Projektclusters NanoCare des BMBF erarbeitet werden, sollen
> aktiv durch öffentliche Bürgerveranstaltungen vermittelt werden. Bürgerinnen
> und Bürger haben hier Gelegenheit, sich über Chancen und Risiken der Nano-
> technologie zu informieren und mögliche Vorbehalte mit Experten zu disku-
> tieren. Als transparente Informationsbasis sollen öffentlich zugängliche Da-
> tenbanken eingerichtet werden. (BMBF 2006, 27)

Die „Informationslücken" in der Bevölkerung sollen durch Vermittlung von Studienergebnissen aus der Risikoforschung beseitigt werden. Zwar sollen BürgerInnen auch die Möglichkeit haben, ihre „Vorbehalte" – eine an sich schon abwertende Wortwahl für kritische Einwände – mit Experten zu diskutieren, jedoch stehen hier nicht die zukünftigen Entwicklungsoptionen der Nanotechnologien zur Debatte, sondern die Risiken schon anwendungsreifer oder implementierter Innovationen. Ein Einbezug von Öffentlichkeiten in die Diskussion der ethischen und sozialen Probleme, welche noch im Bereich des Visionären befindliche nanotechnologische Anwendungen nach sich ziehen werden, bleibt dabei ausgeklammert.

In derselben Broschüre konstatiert ein anderes Bundesministerium, das für Ernährung, Landwirtschaft und Verbraucherschutz:

> Es gehört zu den Herausforderungen beim Umgang mit der Nanotechnologie,
> in der Wahrnehmung der Öffentlichkeit ein der Sachlage angemessenes Ver-
> hältnis zwischen der Darstellung der objektiven Chancen und der sachlich dif-
> ferenzierten, fairen und frühzeitigen Kommunikation der Risiken zu errei-
> chen. [...] So wird der Weg frei für die sichere Nutzung der möglichen positi-
> ven gesundheitlichen, ökologischen und wirtschaftlichen Aspekte der Nano-
> technologie. (BMBF 2006, 8)

Hier zeigt sich, dass mit dem „Dialog" eine bestimmte Wahrnehmung der Öffentlichkeit „erreicht" werden soll. Als Referenzpunkt, der vorgibt, was diese erwünschte „Wahrnehmung" sei, wird die „Sachlage" vorgegeben, die die „angemessene" Balance aus „objektiven Chancen" und „sachlich differenzierter" Kommunikation von Risiken bestimmt. Der „Dialog" wird eingesetzt, um zu gewährleisten, dass die als positiv angesehenen Optionen, die die Nanotechnologien eröffnen, möglichst breite Akzeptanz in der öffentlichen Diskussion finden und der Umsetzung nanotechnologischer Innovationen nicht hinderlich sind („den Weg frei machen"). Deutlich wird dies auch im Vorwort der damaligen Wissenschaftsministerin Edelgard Bulmahn in einer BMBF-Broschüre von

2004, die Nanotechnologien als „Innovationen für die Welt von morgen" beschreibt:

> Die Einführung einer neuen Technologie ist jedoch manchmal auch mit Ängsten und Vorbehalten behaftet. Insbesondere dann, wenn komplexe naturwissenschaftliche bzw. technische Sachverhalte diese Technologien schwer verstehbar machen. Diese Broschüre „Nanotechnologie – Innovationen für die Welt von morgen" möchte deshalb nicht nur einen ersten Einstieg in die spannende Welt der kleinsten Dimensionen bieten, sondern auch komplexe und schwierige Dinge genau erklären. (BMBF 2004, 4)

Hier werden potenzielle „Ängste" in der Gesellschaft antizipiert, die nach Dafürhalten der AutorInnen zu von ihnen unerwünschten Abwehrhaltungen führen könnten.

Hinter dem Begriff „Dialog" verbergen sich in der Rhetorik der Broschüren der ministeriellen Öffentlichkeitsarbeit durchweg keine ergebnisoffenen Diskussionen. Die Maßnahmen, die zur Kommunikation der Nanotechnologien initiiert wurden, scheinen vielmehr dazu konzipiert, möglicher – jedoch nur vermuteter – wachsender Skepsis gegen Nanotechnologien vorzeitig wirksam entgegenwirken zu können.

Ähnliche Vorstellungen, wie eine gesellschaftliche Diskussion über Nanotechnologien idealerweise aussehen sollte, artikulieren auch Wirtschaftsakteure wie Industrieunternehmen, die nanotechnologische Produkte entwickeln und herstellen. Als Beispiel für Vorstellungen von einem öffentlichen „Dialog" über Nanotechnologien sei Evonik angeführt, das ehemalige Chemieunternehmen Degussa, einem industriellen Hersteller von diversen Materialien im nanoskaligen Bereich.[11] Im unternehmenseigenen Periodikum heißt es in einem Artikel, in dem „Degussa über verantwortungsvollen Umgang mit Nanotechnologie informiert":

> „Wir wollen mit unserem Internetauftritt den offenen Dialog über Möglichkeiten und Risiken der Nanotechnologie fördern", erklärt Dr. Markus Pridöhl, bei Degussa Koordinator für dieses Thema. „Wir setzen uns dafür ein, der Gesellschaft diese Technologie transparent zu machen und ihren Nutzen zu verdeutlichen." (Degussa 2007, 27)

---

[11] Auch andere Unternehmen sprechen in ihren Publikationen für die Öffentlichkeit von „Dialog", zum Teil lediglich als Schlagwort, ohne genauere Vorstellungen vom Wer und Wie des Dialogs zu formulieren, z. B. die BASF (2006).

Der Sprecher entwirft ein ähnliches Modell eines Dialoges wie das BMBF. Dialog wird als Aufklärung über den Nutzen der Nanotechnologien übersetzt, um eine wohlwollende Haltung in der Öffentlichkeit zu gewährleisten und jene im Notfall unter Kontrolle halten zu können. Das erhöhte Interesse an der Resonanz, die die Nanotechnologien in der Gesellschaft erfahren, sowie der Wunsch nach ihrer Kontrolle, erklärt sich bei industriellen Herstellern Nanomaterialien enthaltender Produkte unter anderem durch die Vermarktungsrisiken ihrer Produkte, die sie unter dem Label „Nanotechnologie" vertreiben.[12]

Im Dienstleistungssektor sind es insbesondere die Rückversicherer, für die der gesellschaftliche Umgang mit Nanotechnologien relevant ist. Sie decken die Risiken der Erstversicherer, denen sich die Frage nach der Versicherbarkeit von Haftpflichtrisiken im industriellen F&E-Sektor stellt. Innerhalb der Assekuranz beschäftigt sich neben dem Rückversicherer Swiss Re unter anderem die Münchener Rückversicherung mit neu aufkommenden technologischen Risiken.

Das eigentliche Risiko verortet die Münchener Rück in der „Beherrschbarkeit der Nanotechnologie" (Münchener Rück 2002, 15). Um den „Umfang des Risikos festzustellen" (ebd.), stützt sich das Unternehmen auf interne und externe wissenschaftlich-technische Expertise. Jedoch:

> Noch wichtiger ist allerdings ein ständiger Dialog zwischen Versicherern sowie Betreibern und Verbrauchern nanotechnischer Produkte und Verfahren, um das Risiko für alle Beteiligten zu reduzieren. (Münchener Rück 2002, 15)

Zu den Einzelschritten eines erfolgreichen Risiko-Managements gehört laut Münchener Rück unter anderem:

> die Gründung von Diskussions- und Beschlussgremien auf sozialer, gesellschaftlicher, ethischer und politischer Ebene, um alle am Prozess beteiligten Parteien hören und berücksichtigen zu können. (Münchener Rück 2002, 15)

In diesem Konzept sollen zwar auch VerbraucherInnen generell am „ständigen Dialog" beteiligt werden, aber ob sie auch mit den „am Prozess beteiligten Parteien" mitgemeint sind, bleibt offen. Immerhin werden allerdings auch ethische und soziale Ebenen genannt, aber noch wenig konkretisiert, wie sowohl der „Dialog" als auch die „Diskussions- und Beschlussgremien" dazu aussehen sollten. Die Absicht des Dialoges, „das Risiko zu reduzieren", zielt jedoch in erster Li-

---

[12] Für diese Interpretation spricht auch, dass seit dem langsamen Erstarken eines öffentlichen Risikodiskurses einige Unternehmen vom Label „Nanotechnologie" für ihre Produkte zurücktreten (Erlemann 2008).

nie auf die unternehmerischen Risiken eines Rückversicherers und weniger darauf, eine gesellschaftliche Mitgestaltung der Nanotechnologien zu ermöglichen.

Zeitliche Entwicklungen

In einer früheren Publikation des BMBF von 2002, als die Diskussionen um die Machbarkeit und Gefährlichkeit der Drexler'schen Visionen (Drexler 1986) in den Massenmedien noch lebhaft diskutiert wurden, wurde für eine frühzeitige Thematisierung auch der visionären Aspekte argumentiert. Aber auch in der Broschüre von 2002 wird für die Beteiligung mit öffentlichen Gruppen mit dem Ziel plädiert, dass wirtschaftliche, umwelttechnische oder medizinische Erfolge der Nanotechnologien, nicht durch allzu skeptische Haltungen der Öffentlichkeit behindert werden sollten.

> Die teilweise noch im Bereich des Visionären liegenden Erwartungen, die sich aus den Gestaltungsmöglichkeiten auf atomarer und molekularer Ebene für gänzlich neue Materialien und Produkte in den unterschiedlichsten Technik- und Wirtschaftsbereichen ergeben, bedingen eine frühzeitige Diskussion der Fragestellung, welche Wirkungen diese neuen Technologien auf den Lebensbereich der Menschen und die volkswirtschaftliche Entwicklung des Standorts Deutschland haben könnten. Die Chancen und Risiken der Nanotechnologie hinsichtlich des Potenzials zur Lösung gesellschaftsrelevanter Herausforderungen, bspw. im Gesundheitswesen, bei der Ressourcenschonung oder bei energierelevanten Fragestellungen müssen daher auch verstärkt in der Öffentlichkeit thematisiert werden. (BMBF 2002, 12)

In den späteren Publikationen des BMBF zählen die visionären Aspekte der Nanotechnologien nicht mehr zu den Themen, über die einen Dialog anzustoßen den politischen Akteuren wichtig erscheint. Es zeigt sich, dass das BMBF jeweils jene Aspekte im Dialog behandelt wissen möchte, die in der jeweiligen Phase von den Massenmedien kritisch aufgegriffen werden: zur Zeit der Bill-Joy-Debatte[13], etwa zwischen 2000 und 2003, waren es die Drexler'schen Visionen (BMBF 2002), heute sind es eher die ersten Konsumprodukte und deren mögliche Gesundheits- oder Umweltrisiken (BMBF 2006). Dabei wird auch sichtbar, wie eng die politischen Strategien mit den Medien gekoppelt sind. Die Sprecher im Diskurs über den Dialog scheinen die von ihnen befürchtete, gesell-

---

[13] Vgl. für viele: Joy 2000.

schaftliche Skepsis aus den massenmedialen Behandlungen kritischer Themen abzuleiten und ziehen bei den zeitlichen Entwicklungen mit. Dieser Effekt mag auch bei der besprochenen Broschüre der Münchener Rück eine Rolle gespielt haben, die 2002 erschien und in der ebenfalls die Drexler'schen Visionen zu den relevanten Themen zählen. Ob bei der Münchener Rück das Interesse an den ethischen Implikationen mit dem Abebben der medialen Diskussion der Drexler'schen Visionen, ähnlich wie beim BMBF, zurückging, lässt sich schwer sagen, da es bis 2008 noch keine Nachfolgepublikation der vorliegenden Broschüre gibt. Für eine annähernd repräsentative und verlässliche diachrone Analyse, ob sich Akteure im Diskurs um den Dialog generell von der massenmedialen Berichterstattung zu Nanotechnologien leiten lassen und ihre Kommunikationsstrategien danach ausrichten, liegen bislang noch zu wenig aktualisierte Neuauflagen der bisher herausgegebenen Broschüren der politischen und wirtschaftlichen Akteure vor.

Aus den verschiedenen, hier angeführten Statements zu einem Dialog spricht das Bedürfnis nach vorausschauender Kontrolle gesellschaftlicher Haltungen, und zwar aus Gründen, die den Eigenlogiken der einzelnen Akteure inhärent sind. Die Proponenten der politischen Strategien für die Nanotechnologien benötigen den wohlwollenden Rückhalt der Bevölkerung, um ihre auf Wirtschaftswachstum ausgerichtete Nanotechnologie-Politik demokratiepolitisch legitimieren zu können. Den Industrien geht es dagegen zuvorderst um unternehmerische Risiken, seien es die der Vermarktung oder die der Haftung für Schadensfälle oder wirtschaftliche Ausfälle.

Die Gentechnik als Damoklesschwert der Nanotechnologien

Einige Akteure führen die von ihnen vermutete erhöhte Sensibilität der Gesellschaft gegenüber modernen Technologien auf die Erfahrungen mit der Gentechnik zurück.

Die Münchener Rück sieht „im Unterschied etwa zur Raumfahrt, die zunächst euphorisch als Aufbruch zu neuen Grenzen begrüßt wurde und kaum Interesse an den damit verbundenen Risiken ließ", seit der „Diskussion um Gentechnik oder Umwelt" eine Verschärfung der „allgemeinen Sensibilität für die Gefahren durch neue Technologien" (Münchener Rück 2002, 4).

An anderer Stelle ihrer Broschüre, in der vor potenziell weitreichenden Risiken der Nanotechnologien gewarnt wird und in der mögliche Schadensszenarien diskutiert werden, werden Parallelen zwischen den erhöhten Risiken, die thera-

peutische Anwendungen der Gentechnik nach sich ziehen, und denen der Nanotechnologie gezogen:

> Die für Krankenhäuser und niedergelassene Ärzte geltende Arzthaftpflichtver-
> sicherung dürfte wegen der Verwendung von Nanotechnik – ähnlich wie bei
> den inzwischen praktizierten Gentechniktherapien – einem erhöhten Scha-
> densrisiko ausgesetzt werden. (Münchener Rück 2002, 12)

In den Publikationen des BMBF findet man dagegen keine expliziten Rückgriffe
auf die Gentechnik. Allerdings gab es eine parlamentarische Debatte zur Nanotechnologie, in der die lebhaften öffentlichen Diskurse um die Gentechnik von
verschiedenen Parteien als technologiepolitisches Fiasko gewertet wurden, das
im Umgang mit den Nanotechnologien zu vermeiden sei. Ein Abgeordneter dazu:

> Ich befürchte, dass es zu endlosen Diskussionen in so genannten Bürgerkonfe-
> renzen kommt, die zu ähnlich negativen Ergebnissen führen, wie wir es bei
> der Grünen Gentechnik eigentlich jeden Tag erleben. (Deutscher Bundestag
> 2004)

Ausgehend von seiner negativen Wahrnehmung der Gentechnikdiskurse geht es
dem Sprecher darum, Debatten zu vermeiden, da sie im Falle der Gentechnik
nicht zur erwünschten Lösung der Probleme geführt hätten. Sein negatives Re-
sumée, das er aus den Bürgerkonferenzen zieht, verweist zudem auf eine Ideal-
vorstellung von Diskursveranstaltungen als nicht ergebnisoffen hin.

Auch wissenschaftliche Akteure melden sich zu Fragen des gesellschaftlichen
Umgangs mit Nanotechnologien bisweilen zu Wort. Der Projektleiter Harald
Krug des vom BMBF finanzierten Projekts „NanoCare", das gesundheitliche
Risiken von Nanopartikeln untersucht, führt Gentechnologie als Lehrfall für die
Nanotechnologien an:

> Wir fangen relativ frühzeitig, also bereits während der Entwicklung dieser
> neuen Technologie, damit an, auch ihre gesundheitlichen und umweltbezoge-
> nen Risiken zu untersuchen. Das haben wir gelernt aus Fehlern der Vergan-
> genheit mit anderen Technologien: Bei Gentechnologie und Kerntechnik ha-
> ben wir die Akzeptanz der Bevölkerung vermisst. Hier wollen wir gleich von
> Anfang an die Risiken untersuchen. (Wittenberg 2006)

Als Repräsentant eines wissenschaftlichen Projektes bedeutet für ihn der Fall
Gentechnik weniger ein Fiasko verfehlter oder übertriebener Kommunikation als

vielmehr die Gefahr, Risiken nicht rechtzeitig zu erkennen und dadurch die Akzeptanz zu verlieren.

AutorInnen der *Science and Technology Studies* sehen das Problem der Gentechnikkontroversen weniger in den heftigen Protesten gegen gentechnische Anwendungen, sondern vielmehr in der unangemessenen Reaktion der politischen Akteure auf die Debatten, welche den Konflikt eher versuchten zu unterbinden, statt eine offen ausgetragene Kontroverse zu ermöglichen (Sandler & Kay 2007; Kearnes et al. 2006; Rip 2006).

IV. Die Thematisierung von Nanotechnologien in bürgerschaftlichen und medialen Öffentlichkeiten

Die Sorge um die Früherkennung und Steuerbarkeit, von denen der Diskurs über einen gelungenen gesellschaftlichen Umgang mit Nanotechnologien geprägt ist, birgt jedoch ein Paradox: Eine Studie über die Wahrnehmung von Nanotechnologien zeigte, dass nur etwa 30% der etwa 1000 repräsentativ ausgewählten Befragten schon einmal etwas von Nanotechnologien gehört hatten, aber keine genaueren Vorstellungen damit verbanden (komm.passion 2004). Konkrete Vorstellungen von Nanotechnologien hatten nur etwa 10 bis 20% der befragten BürgerInnen. Für die Mehrheit der Befragten wurden „Nanotechnologien" nicht als kontroverses Thema wahrgenommen, das Diskussionsbedarf nach sich ziehen würde. Umfragen für den US-amerikanischen und den britischen Kontext kommen zu ähnlichen Ergebnissen (Cobb & Macoubrie 2004; Gaskell et al. 2005; Kahan et al. 2007), wenn auch die europäischen Diskurse sich als etwas skeptischer gestimmt zeigten als die amerikanischen (Gaskell et al. 2005).

Ebenso zeigen Studien über die massenmediale[14] Vermittlung der Nanotechnologien, dass etwa ab 2003, nach dem Abebben der Bill Joy-Debatte, die Berichterstattung sich von den Drexler'schen Vision weg bewegte und sich auf optimistisch gestimmte Vorstellungen von nanotechnologischen Produktinnovationen konzentrierte (Grobe & Eberhard & Hutterli 2005; Kulve 2006). Diese zeitliche Veränderung der medialen Berichterstattung seit 2000 stützt die These, dass die oben zitierten Akteure ihre Vorstellungen, was in den Dialogen mit der Öffentlichkeit zu thematisieren sei, an den Entwicklungen der medialen Themen ausrichten (vgl. Abschnitt III).

---

[14] Massenmedien fasse ich als Öffentlichkeitsakteure auf, die auf öffentliche Diskurse gleichermaßen einwirken wie sie auch widerspiegeln.

Erst in den letzten beiden Jahren werden auch mögliche Risiken angesprochen, hauptsächlich in Verbindung mit auf dem Markt erhältlichen nanotechnologischen Produkten. Allerdings dienen die Risiken in manchen Fällen lediglich zur rhetorischen Rahmung für Artikel über ministeriell finanzierte Forschungsprogramme wie NanoCare, Tracer oder NanoSafe. Der bedrohliche Charakter, der von Risiken ausgehen könnte, wird dabei entschärft, weil schon von der Arbeit an ihrer Lösung berichtet wird.[15] Ein Anstoßen öffentlicher Debatten oder gar ein Lostreten einer Protestwelle gegen die Nanotechnologien ist von dieser Art der medialen Berichterstattung nicht zu erwarten.

Für die massenmedialen Akteure trifft ebenso zu, was Fleischer und Quendt für diese Tendenz in der öffentlichen Wahrnehmung der Nanotechnologien treffend als „No-specific-attitudes-Technologie" (Fleischer & Quendt 2007, 18 und Beitrag in diesem Band) beschrieben haben. Sobald allerdings BürgerInnen zu Fokusgruppen und Bürgerkonferenzen geladen werden, enthüllen sie eine überaus differenzierte Haltung zu Nanotechnologien, wie die bisherigen Fokusgruppen und Verbraucherkonferenzen im deutschsprachigen Raum gezeigt haben (Burri & Belucci 2008; Thorbrietz & Zöller 2008; Verbrauchervotum Nanotechnologie 2006).

V.   Fazit

In den politischen und sozialwissenschaftlichen Diskursen um das Verhältnis zwischen Wissenschaften und Gesellschaft ist in den vergangenen Jahren unter dem Stichwort des *upstream engagements* der Ruf nach einer breiteren gesellschaftlichen Legitimationsbasis politischer Entscheidungen laut geworden und für eine dialogische Mitgestaltung von Forschungs- und Entwicklungsprozessen seitens der Gesellschaft plädiert worden, die sich auch der Demokratisierung von Expertise kritisch stellt.

Für die Nanotechnologien, die sich in vielen Feldern noch in der Entwicklungsphase befinden, bietet sich die Chance, die Entwicklung und Implementierung dieser Technologien durch die Gesellschaft als ihre zukünftige Nutzerin mitgestalten zu lassen. Ein in diesem Sinne erfolgreicher, ergebnisoffener Dialog sollte auch die ethischen, politischen und sozialen Ebenen der insbesondere

---

[15] Beispielsweise in „Winzige Helfer in Ketchup und Lack. Nanotechnologie: Gibt es Nebenwirkungen?" (Hamburger Abendblatt 31.07.2007)

noch im Entwicklungsstadium befindlichen Nanotechnologien und ihrer Forschungsagenden in entscheidungsrelevanten Dialogen zur Debatte stellen.

Die Aussagen dominanter Sprecher im zeitgenössischen Diskurs über Nanotechnologien verweisen jedoch auf andere Vorstellungen über einen gelungenen gesellschaftlichen Umgang mit Nanotechnologien. Es fällt zwar das Schlagwort „Dialog", aber um eine Gestaltung der Nanotechnologien unter Einbezug verschiedener sozialer Gruppen in ergebnisoffenen Debatten, die derartige Dialoge eröffnen könnten, geht es kaum. Die Akteure, die hier Dialoge über Nanotechnologien ankündigen, argwöhnen eher eine negative Grundhaltung in der Gesellschaft zu den Nanotechnologien. Sie fürchten um die Akzeptanz, die mithilfe von Dialogen vorzeitig beeinflusst werden soll.

„Dialog" scheint derzeit noch ein Lippenbekenntnis zu sein, hinter dem die ureigensten Interessen und Befürchtungen der Sprecher stecken, welche man mit dem Instrument eines Dialogs bewältigen möchte. Die Sorge um mangelnde Akzeptanz ist zwar allen Sprechern im Diskurs gemein, die Hintergründe der Akteure aber durchaus unterschiedlich: Für die politischen Akteure steht die demokratische Legitimität ihrer Nanotechnologiepolitik auf dem Spiel und die Gefahr, auf gesellschaftliche Kontroversen nicht vorbereitet zu sein. Dialoge dienen nach diesem Konzept auch dazu, Kontroversen zu steuern oder gar zu vermeiden. Für Wirtschaftsakteure bedeutet eine mangelnde Akzeptanz ein unternehmerisches Risiko, da es weniger Konsum bedeuten würde. So setzen beide Akteursgruppen mit der Veranstaltung von Dialogen auf antizipatorische Handlungsstrategien.

Dass diese antizipatorischen Handlungsstrategien als Bekenntnis zum „Dialog" formuliert werden, spricht immerhin für den Bedeutungszuwachs gesellschaftlicher Beteiligung an Wissenschaften und Technologien. Zudem scheint es aufgrund der negativen Erfahrungen mit Gentechnologien als zu spät angesehen zu werden, eine Auseinandersetzung mit öffentlichen Gruppen erst anzukündigen, wenn es von der Gesellschaft eingeklagt wird. Dass politische und Wirtschaftsakteure die negativen Haltungen zu Nanotechnologien in der Gesellschaft überschätzen, wie es die Umfragen zeigen, spricht für das Bewusstsein über die Bedeutung der BürgerInnen und ihrer Standpunkte.

Trotzdem ist der Ruf nach „Dialog" weit weniger ein Zeugnis für den Entwurf einer veränderten Rolle von BürgerInnen in einem Modell partizipativer Technikgestaltung als vielmehr einem expertokratischen Modell verpflichtet, das zwar nicht mehr explizit hinter das Aufklärungsparadigma – Akzeptanz durch Aufklärung – zurückfällt, jedoch BürgerInnen im Rahmen der „Dialoge" kaum mehr zugesteht, als deren Meinung kundzutun, nachdem sie sich hinreichend haben informieren können.

Die Vorstellungen der Sprecher im Diskurs über den „Dialog" zu den Nanotechnologien darüber, wie Wissenschaften und Öffentlichkeiten im Falle der Nanotechnologien zusammentreffen sollten, mögen im Rahmen der Eigenlogiken der Akteure durchaus verständlich sein. Von einem *upstream engagement* gesellschaftlicher Gruppen in die Gestaltung der Nanotechnologien sind sie jedoch (noch) weit entfernt. Davon sollte auch das Schlagwort des Dialoges, das sie im Munde führen, nicht ablenken.

Literatur

BASF (2006): *Im Dialog: Nanotechnologie bei der BASF.* BASF, April 2006.

Beck, Ulrich (2007): *Weltrisikogesellschaft.* Suhrkamp, Frankfurt/M.

BMBF (Bundesministerium für Bildung und Forschung) (2002): *Strategische Neuausrichtung. Nanotechnologie in Deutschland.* Bonn.

BMBF (Bundesministerium für Bildung und Forschung) (2004): *Nanotechnologie. Innovationen für die Welt von morgen.* 2. Aufl., Bonn, Berlin.

BMBF (Bundesministerium für Bildung und Forschung) (2006): *Nano-Initiative – Aktionsplan 2010.* Bonn, Berlin.

Burri, Regula Valérie; Bellucci, Sergio (2008): „Public perceptions of nanotechnology". In: *Journal of Nanoparticle Research* 10, 387-391.

Cobb, Michael D.; Macoubrie, Jane (2004: „Public perceptions about nanotechnology: Risks, benefits and trust". In: *Journal of Nanoparticle Research* 6, 395-405.

Degussa (2007): *Elements 19.* ScienceNewsletter 19, 27.

Deutscher Bundestag (2004): *Plenarprotokoll 15/108 der 108. Sitzung.* Berlin, 6. Mai 2004.

Drexler, Eric (1986): *Engines of creation: The coming era of nanotechnology.* Anchor Books, New York.

Engel, Astrid; Erlemann, Martina (2007): „Kartierte Risikokonflikte als Instrument reflexiver Wissenspolitik" ITA-07-03. In: *ITA-manu:script.* ISSN 1681-9187, Wien 2007. http://epub.oeaw.ac.at/ita/ita-manuscript/ita_07_03.pdf.

Erlemann, Martina (2008): *What are we talking about when engaging with ‚nano'? – Defining ‚nano' as discoursive strategy in the german risk debate on nanomaterials.* Vortrag auf dem 4S/EASST Annual Meeting 2008 „Acting with Science, Technology and Medicine" in Rotterdam, Niederlande (20.-23.08.08).

European Commission (2000): *Science, society and the citizen in Europe.* Brüssel, 14.11.2000: SEC(2000) 1973, Brüssel: European Communities.

Fleischer, Torsten; Quendt, Christiane (2007): *„Unsichtbar und unendlich" – Bürgerperspektiven auf Nanopartikel. Ergebnisse zweier Fokusgruppen-Veranstaltungen in Karlsruhe.* Institut für Technikfolgenabschätzung und Systemanalyse. Forschungszentrum Karlsruhe GmbH, Karlsruhe.

Fochler, Maximilian; Müller, Annina (2006): „Vom Defizit zum Dialog? Zum Verhältnis von Wissenschaft und Öffentlichkeit in der europäischen und österreichischen Forschungspolitik". ITA-06-04. In: *ITA-manu:script*. ISSN 1681-9187: http://epub.oeaw.ac.at/ita/ita-manuscript/ita_06_04.pdf.

Gabriel, Markus; Quast, Thomas (2006): *Gesamtbericht zur Evaluation des Einsteinjahres 2005*. Auftrag des Bundesministeriums für Bildung und Forschung. com.X Institut, Bochum.

Gaskell, George; Ten Eyck, Toby; Jackson, Jonathan; Veltri, Giuseppe (2005): „Imaging Nanotechnology: cultural support for technological innovation in Europe and the United States". In: *Public Understanding of Science* 14, 51-90.

Grobe, Antje; Eberhard, Caspar; Hutterli, Martin (2005): *Nanotechnologie im Spiegel der Medien: Medienanalyse zur Berichterstattung über Chancen und Risiken der Nanotechnologie Januar 2001 – April 2005*. Stiftung Risiko-Dialog St. Gallen.

Irwin, Alan; Wynne, Brian (1996): *Misunderstanding science? The public reconstruction of science and technology*. Cambridge University Press, Cambridge.

Joy, Bill (2000): „Warum die Zukunft uns nicht braucht. Die mächtigsten Technologien des 21. Jahrhunderts – Robotik, Gentechnik und Nanotechnologie – machen den Menschen zur gefährdeten Art". In: *Frankfurter Allgemeine Zeitung*, 130, 6. Juni 2000, 49-51.

Kahan, Dan; Slovic, Paul; Braman, Donald et al. (2007): *Nanotechnology Risk Perceptions: The Influence of Affect and Values*. Projektbericht Woodrow Wilson International Center for Scholars.

Kearnes, Matthew; Grove-White, Robin; Macnaghten, Phil et al. (2006): „From Bio to Nano: Learning Lessons from the UK Agricultural Biotechnology Controversy". In: *Science as Culture* 15(4), 291-307.

Kearnes, Matthew; Macnaghten, Phil (2006): „Introduction: (Re)Imagining Nanotechnology". In: *Science as Culture* 15(4), 279-290.

komm.passion (2004): *Wissen und Einstellungen zur Nanotechnologie. Höchste Zeit, die Weichen zu stellen*. Repräsentativ-Studie der Agentur komm.passion GmbH, Nov. 2004.

Kulve, Haico Te. (2006): „Evolving Repertoires: Nanotechnology in Daily Newspapers in the Netherlands". In: *Science as Culture* 15(4), 367-382.

Münchener Rück (2002): *Nanotechnologie – Was kommt auf uns zu?* Münchener Rückversicherungs-Gesellschaft, München.

Rip, Arie (2006): „Folk Theories of Nanotechnologies". In: *Science as Culture* 15(4), 349-365.

Royal Society (1985): *The Public Understanding of Science*. The Royal Society, London.

Royal Society and Royal Academy of Engineering (2004): *Nanoscience and nanotechnologies: Opportunities and uncertainties*. Royal Society Publications, London.

Sandler, Ronald; Kay, W. D. (2006): „The GMO-Nanotech (Dis)Analogy?" In: *Bulletin of Science, Technology and Society* 26, 57-62.

Stifterverband (1999): *Memorandum zum „Dialog Wissenschaft und Gesellschaft"*. Stifterverband für die Deutsche Wissenschaft.

Stifterverband (2000): *Dialog Wissenschaft und Gesellschaft*. Dokumentation zum Symposium „Public Understanding of the Sciences and Humanities – International and German Perspectives", 27. Mai 1999, Wissenschaftszentrum Bonn. Stifterverband für die Deutsche Wissenschaft.

Stifterverband (2004): „Ganz nah dran. Dialog Wissenschaft und Gesellschaft: Fünf Jahre PUSH" Stifterverband für die Deutsche Wissenschaft. In: *Wirtschaft & Wissenschaft spezial* 1.

TAB (Büro für Technikfolgen-Abschätzung beim Deutschen Bundestag) (2004): *Partizipative Verfahren der Technikfolgen-Abschätzung und Parlamentarische Politikberatung. Neue Formen der Kommunikation zwischen Wissenschaft, Politik und Öffentlichkeit.* (Autoren: L. Hennen, T. Petermann, C. Scherz). TAB-Arbeitsbericht Nr. 96, Berlin.

Thorbrietz, Petra; Zöller, Katharina (Hg.) (2008): *Jugendgutachten. Chancen und Risiken, ethische und soziale Fragen der Nanomedizin aus der Sicht junger Erwachsener.* Nano-Jugend-Dialog. Jugendforen Nanomedizin, München.

Verbraucherkonferenz Nanotechnologie (2006): *Verbrauchervotum zur Anwendung der Nanotechnologie in den Bereichen Lebensmittel, Kosmetika und Textilien.* Berlin.

Wilsdon, James; Willis, Rebecca (2004): *See-through Science: Why public engagement needs to move upstream.* Demos, London.

Wittenberg, Erich (2006): *Interview mit Prof. Dr. Harald F. Krug zum Thema Nanotechnologie.* Das Interview wurde im Auftrag der Helmholtz-Gemeinschaft im Mai 2006 geführt. http://www.helmholtz.de/de/Aktuelles/Helmholtz-Audio/Helmholtz.Interview/ Interview_mit_Prof._Dr._Harald_F._Krug.html (Zugriff 05.09.06).

Torsten Fleischer und Christiane Quendt

„Die Zukunft braucht noch ein bisschen was, aber es muss mit Vernunft gehen" – Bürger diskutieren Chancen und Risiken von Nanotechnologien

I.   Einleitung

Nanotechnologie hat sich seit ungefähr zehn Jahren als Thema wissenschaftlicher Forschung, forschungspolitischer Initiative und medialer Berichterstattung etabliert. Dabei verbirgt sich hinter dem Begriff weder im engeren Sinne eine spezifische Technik noch eine abgrenzbare Gruppe von Techniken. Vielmehr wird mit ihm eine breite Palette von in Bezug auf Gegenstand, mögliche Anwendungsbereiche und denkbare Realisierungszeiträume sehr unterschiedlichen wissenschaftlichen und technischen Ansätzen bezeichnet. Dies macht auch die Kommunikation über Nanotechnologie(n) so komplex.

Einerseits legen zahlreiche Untersuchungen nahe, dass Entwicklungen aus dem Bereich Nanotechnologie ein erhebliches wirtschaftliches Potenzial erwarten lassen. Andererseits herrscht v. a. bei den neuen nanoskaligen Materialien und besonders den synthetischen Nanopartikeln, einem wichtigen Teil der gegenwärtigen Nanotechnologie-Aktivitäten, derzeit Unklarheit über mögliche Risiken ihrer Anwendungen für die Gesundheit des Menschen und die Umwelt. Diese Unsicherheiten sind ein wichtiges Moment der gesellschaftlichen Diskussion über Nanotechnologie und ihre eventuelle Regulierung.

Wie Bürger das Thema Nanotechnologie wahrnehmen und mit den damit verbundenen Unsicherheiten umgehen, ist Gegenstand der öffentlichen und wissenschaftlichen Diskussion. Der vorliegende Beitrag stellt die in diesem Zusammenhang entstandenen Ergebnisse zweier Fokusgruppen-Diskussionen mit Bürgern vor. Um diese entsprechend einordnen zu können, werden zunächst grob die gesellschaftlichen Debatten zu Nanotechnologie aufgegriffen (II.), bevor sich der Artikel der konkreten Durchführung der Veranstaltungen im Rahmen des Projekts „NanoCare" widmet (III.). Anschließend werden die Ergebnisse dieser Veranstaltungen dargestellt (IV.) und abschließend diskutiert (V.).

II.   Gesellschaftliche Debatten über Nanotechnologie

Die gesellschaftliche, d. h. die mediale, politische und öffentliche Diskussion über Nanotechnologie sowie ihre Chancen und Risiken ist bisher eher unauffällig. Weder nimmt Nanotechnologie eine – gemessen an anderen Technikthemen – besonders prominente Rolle in der Medienberichterstattung ein, noch sind mit ihr intensive politische oder öffentliche Kontroversen verbunden. Abgesehen von – in der Regel ereignisbezogenen – Intensivierungen in der Medienberichterstattung finden die Diskussionen zwischen Wirtschaft, Wissenschaft, Politik und Nichtregierungsorganisationen (NRO) in zwar meist für die allgemeine Öffentlichkeit zugänglichen, aber kaum von ihr besuchten Veranstaltungen statt.

Untersuchungen zur öffentlichen Wahrnehmung von Nanotechnologie sind bisher nur vereinzelt durchgeführt worden. So wurden in einer Anfang 2005 in allen 25 Mitgliedsstaaten der Europäischen Union sowie weiteren europäischen Ländern durchgeführten Eurobarometer-Umfrage (EC 2005) Bürger nach ihren Ansichten zu Wissenschaft und Technik befragt. Etwa 80 Prozent äußerten, dass sie sehr oder durchschnittlich an Innovationen und wissenschaftlichen Entdeckungen interessiert seien. Daraufhin gebeten, ihre wichtigsten Interessensgebiete zu bezeichnen, nannten mehr als 60 Prozent Medizin- und rund 45 Prozent Umweltthemen. Zwischen den Ergebnissen für die EU25 und den Zahlen für Deutschland gibt es nur marginale Abweichungen. Nanotechnologie landete mit 11 Prozent (EU25: 8 Prozent) auf dem letzten Platz der möglichen Antworten. Auch bei der Frage nach Techniken, von denen in den nächsten 20 Jahren positive Effekte auf unseren Lebensstil erwartet werden, konnte sich Nanotechnologie nur im letzten Drittel platzieren. Detailliertere Länderstudien in den USA, Großbritannien und Deutschland (Cobb/Macoubrie 2004; Hart 2006; BMRB 2004; komm.passion 2004) liefern ein ähnliches Bild: In der Regel hatten etwa 30 Prozent der Befragten schon etwas von Nanotechnologie gehört und zwischen 10 und 20 Prozent hatten konkretere Vorstellungen zu diesem Gebiet.

All dies legt den Schluss nahe, dass die überwiegende Mehrheit der allgemeinen Öffentlichkeit gegenwärtig an Nanotechnologie nicht besonders interessiert ist oder sie ignoriert. Wenn überhaupt, nehmen die Bürger Nanotechnologie eher als unscharfes oder unspezifisches Konzept wahr, ihre Einschätzungen zu Möglichkeiten und Risiken von Nanotechnologie entsprechen in etwa ihren Erwartungen zu Wissenschaft und Technik allgemein, so dass Nanotechnologie gegenwärtig als „No specific attitudes"-Technologie beschrieben werden kann.

Anhaltspunkte zur Risikowahrnehmung von Nanotechnologien und daraus resultierenden Handlungserwartungen können aber auch den Ergebnissen von einer ganzen Zahl von partizipativen Veranstaltungen mit Laien entnommen werden, die in den vergangenen Jahren u. a. in den Niederlanden, Dänemark, Großbritannien, den USA, Australien, Frankreich, der Schweiz und in Deutschland durchgeführt wurden. Partizipative Projekte basieren auf der Idee, „die Öffentlichkeit" aktiv in Entscheidungsprozesse einzubeziehen. Was dabei unter „Öffentlichkeit" verstanden wird, hängt vom zu diskutierenden Thema ab (z. B. Bürger, Verbraucher, Interessenvertreter, Experten oder Vertreter aus Politik und Wirtschaft (Slocum 2003)).

Im Rahmen von partizipativen Projekten kommen – in unterschiedlichem Umfang, abhängig von der Ausrichtung des Vorhabens – Verfahren der qualitativen Sozialforschung zur Anwendung (vgl. dazu Bohnsack 2003). Zu den qualitativen Verfahren, die besonders häufig im Rahmen der partizipativen Technikfolgenabschätzung eingesetzt werden, gehören so genannte Fokusgruppen-Interviews (siehe auch Bohnsack 2005), citizens juries und Konsensuskonferenzen. Auch im Bereich Nanotechnologie haben bereits eine Reihe solcher Veranstaltungen[1] stattgefunden, aus denen sich trotz vorhandener Unterschiede in der Qualität der Dokumentation, der Auswahl der Teilnehmer und der methodischen Konzeption einige Tendenzaussagen herausarbeiten lassen. So wird allgemein eine hohe Besorgnis v. a. in Bezug auf unbekannte Gesundheits- und Umweltrisiken von synthetischen Nanopartikeln geäußert. Dies erfolgt allerdings nicht kontextunabhängig. Während Anwendungen im Bereich der Medizin, für den Umweltschutz oder die Energietechnik als weniger problematisch angesehen werden, kann deren Verwendung in Lebensmitteln als besonders sensibel gelten. Forderungen nach Moratorien werden – zumindest was die Forschung anbelangt – abgelehnt. Zugleich wünschen sich die Bürger einen wachsamen und handelnden Staat, der seinen Schutzaufgaben nachkommt und sich verstärkt der systematischen Erforschung von nanotechnologiebezogenen Risiken widmet. Bei Letztgenanntem sehen die Bürger zudem Hersteller und Vertreiber von entsprechenden Produkten in der Verantwortung, der diese – so die

---

[1] Beispielhaft zu nennen sind hier die Veranstaltungen „Kleine Technologie - Grote Gevolgen" des niederländischen Rathenau-Institutes (2004) und „Borgeres holdninger til nanoteknologi" des dänischen Teknologirådet (2004), die South Carolina Citizens' School of Nanotechnology (2004), die NanoJury UK (2005), der publifocus Nanotechnologie der TA-SWISS (2006) sowie die Verbraucherkonferenz Nanotechnologie des deutschen Bundesinstitutes für Risikobewertung (2006).

Wahrnehmung – gegenwärtig nicht angemessen nachkommen. Weitere Punkte sind die Wünsche nach mehr Information und Offenheit in Bezug auf Forschungs- und Entwicklungsaktivitäten, nach Verstärkung der Risikoforschung und die Forderung nach klarer Deklaration von Stoffen in nanopartikulärer Formulierung bzw. nach Kennzeichnung von nanopartikelhaltigen Produkten.

Was Bürgerinnen und Bürger über Nanotechnologie wissen, was sie von ihr erwarten oder befürchten und wie sie über Entwicklungen in diesem Gebiet informiert werden möchten, war Teil der Fragestellung eines empirischen Forschungsmoduls im Rahmen des BMBF-Projekts „NanoCare", das das Institut für Technikfolgenabschätzung und Systemanalyse (ITAS) am Forschungszentrum Karlsruhe[2] durchführte und aus dem im Folgenden berichtet werden soll.

III. Das Karlsruher Fokusgruppen-Projekt – Methodik und Durchführung

ITAS veranstaltete im Januar 2007 insgesamt vier Fokusgruppendiskussionen – davon zwei mit Bürgern sowie jeweils eine mit Wissenschaftlern und Intermediären wie Behördenvertretern und Journalisten. Deren Hauptziel war es, Hinweise für die inhaltliche Konzeption und Aufbereitung eines öffentlich verfügbaren Informationsangebotes zu Chancen und Risiken synthetischer Nanopartikel[3] und dem diesbezüglichen aktuellen Forschungsstand zu erarbeiten. Um sich diesem Thema angemessen zu nähern und Kontextualisierungen und Assoziationen zu ergründen, fanden darüber hinaus auch Fragen zur allgemeinen Wahrnehmung von Chancen und Risiken der Nanotechnologie Berücksichtigung. Vor allem die beiden Fokusgruppen-Veranstaltungen mit Laien erfüllten hier eine Doppelfunktion (siehe dazu auch Dürrenberger/Behringer 1999): Einerseits dienten sie

---

[2] Seit dem 1.10.2009 ist das Forschungszentrum Karlsruhe ein Teil des Karlsruher Instituts für Technologie (KIT).

[3] Synthetische Nanopartikel sind für die kommerzielle Nutzung oder Forschungszwecke gezielt hergestellte, in Pulverform vorliegende oder in flüssigen Medien befindliche Feststoffe, deren einzelne Teilchen in wenigstens zwei Raumrichtungen kleiner als 100 Nanometer sind. Da Materialien in dieser Form andere (z. T. überraschende) physikalisch-chemische Eigenschaften zeigen als aus dem gleichen Material bestehende größere Fraktionen oder das Volumenmaterial, wird begründet vermutet, dass sie auch andere biologische Effekte hervorrufen und eventuell problematische Gesundheits- und Umweltwirkungen aufweisen. Sie sind aus diesem Grund sowohl ein wichtiger Teil des gesellschaftlichen Diskurses über Chancen und Risiken der Nanotechnologie als auch Gegenstand intensiver toxikologischer Begutachtung und Risikoforschung.

der Informationssammlung über Kenntnisse und Bedürfnisse der Verbraucher im Zusammenhang mit dem Technikfeld Nanotechnologie; andererseits stellten sie ein spezielles Angebot an die Bürger dar, sich an einem bisher fast ausschließlich unter Experten geführten Diskurs zu beteiligen.

Im Folgenden werden ausschließlich die zwei Veranstaltungen mit Bürgerinnen und Bürgern der Stadt Karlsruhe vorgestellt. Deren Teilnehmer wurden zufällig aus dem Melderegister der Stadt Karlsruhe ausgewählt. In der Stichprobe waren insgesamt 1000 Männer und Frauen ab 18 Jahren zu gleichen Teilen vertreten. Auf die an alle ergangene briefliche Einladung gab es rund 50 positive Rückmeldungen.[4] Aus methodischen und organisatorischen Gründen wurden davon 40 Teilnehmer ausgewählt, die neben Informationen zum organisatorischen Ablauf eine Informationsbroschüre zur Nanotechnologie zugeschickt bekamen, die von TA SWISS für im Herbst 2006 durchgeführte publifocus-Veranstaltungen in der Schweiz erarbeitet wurde (TA SWISS 2006a). An den Diskussionsrunden selbst nahmen 27 Bürgerinnen und Bürger teil, die aus verschiedenen Altersgruppen kamen und eine Vielzahl von Berufen ausübten.

Zu Beginn der Veranstaltungen wurden durch einen kurzen Expertenvortrag, der als Impuls gedacht war und die nachfolgende Diskussion anregen, nicht aber steuern sollte, Themen aus der Broschüre noch einmal aufgegriffen. Zwei jeweils eineinhalbstündige Blocks waren für die Diskussion vorgesehen. Hierbei wurde durch die Moderation eine Reihe von Leitfragen verwendet, um das Gespräch anzuregen und um sicherzustellen, dass die relevanten Forschungsfragen auch erörtert wurden. Wie das Gespräch sich im Einzelnen entwickelte und welche Aspekte angesprochen wurden, war im Wesentlichen von den Teilnehmern der Diskussion abhängig. Im Anschluss wurden diese zudem gebeten, einen kurzen Fragebogen mit Fragen zu ihrem Informationsverhalten zu Wissenschaft und Technik sowie zur Evaluation und Qualitätsbewertung der Veranstaltungen auszufüllen.

IV. Ergebnisse

Die Gliederung der in diesem Kapitel dargestellten Ergebnisse orientiert sich an den gesprächsleitenden Fragen der Moderation. Auf Grundlage von Transkrip-

---

[4] Das erscheint zunächst sehr wenig, relativiert sich aber, wenn man es ins Verhältnis zu vergleichbaren Projekten zu Themen mit geringer öffentlicher Aufmerksamkeit setzt, bei denen die Rücklaufquote erfahrungsgemäß zwischen einem und zwei Prozent liegt.

ten der mit Einverständnis der Teilnehmer entstandenen Audiomitschnitte dieser Interviews werden im Folgenden verschiedene Argumente und Diskussionslinien zu Aspekten der Wahrnehmung von Chancen und Risiken der Nanotechnologie, zu Informationsverhalten und -bedürfnissen von Bürgern sowie zum Bereich Information über und Vertrauen in Nanotechnologie herausgearbeitet. In der Regel können die genannten Aspekte hier aber aus Platzgründen nur verkürzt wiedergegeben werden (ausführlich siehe Fleischer/Quendt 2007).

Wahrnehmung von Chancen und Risiken von Nanotechnologien

Eine erste Frage erkundigte sich nach den bisherigen persönlichen Erfahrungen der Teilnehmer mit dem Thema Nanopartikel. Die meisten äußerten, bisher wenig oder gar keinen Bezug zum Thema „Nano" gehabt oder auch nur davon gehört zu haben. Einige Teilnehmer verbanden mit dem Begriff „Nanotechnologie" Aktivitäten, die nach heutiger Auffassung eher der Mikrosystemtechnik zugerechnet werden. „Nano"-Produkte waren den wenigsten im Vorfeld aufgefallen. Viele hielten Nanopartikel oder Nanotechnologie für etwas, was sich noch in der Entwicklung befindet und v. a. in der Forschung angewendet wird. Sie waren demzufolge erstaunt, zum Teil auch verunsichert, dass damit teilweise bereits reale Produkte verbunden sind.

Kaum eine/r gab an, bisher wissentlich derartige Produkte zu nutzen. Einige erinnerten sich an Produktbeispiele, so z. B. Sonnencremes, Toner für Drucker und Kopiergeräte, Reinigungsmittel für Fahrzeuge, Zahnpasta und Glasimprägnierungen. Nicht ganz klar ist, inwieweit es sich dabei um tatsächliches Vorwissen oder um Produktbeispiele, die aus der Informationsbroschüre bzw. aus dem Einführungsvortrag entnommen wurden, handelte.

Zusammenfassend kann festgehalten werden, dass die meisten Teilnehmer mit wenig Vorwissen, aber großer Offenheit und Neugier in die Diskussionsrunden kamen. Die fehlenden persönlichen Erfahrungen mit „Nano" führten dazu, dass in der Diskussion immer wieder Parallelen zu anderen Technologien gezogen wurden, u. a. Gentechnik, Kerntechnik, Klimawandel, Chemikalien (Asbest, Eternit, PCB) oder Feinstaub. Bei mehreren Teilnehmern wurde deutlich, dass das Unwissen über Nanopartikel und deren mögliche Gesundheitswirkungen oder der fehlende sensorische Zugang zu Nanopartikeln zu Bedenken hinsichtlich ihrer Anwendung führten. Zu erkennen war zudem ein gewisser „Überrumpelungseffekt": Aus der Erkenntnis, dass nanopartikelhaltige Produkte auf dem Markt sind und von einem selbst genutzt werden, ohne dass man sich dieser Tatsache bewusst ist, erwuchsen ein stark artikuliertes Informationsbedürfnis sowie eine Kritik an der mangelnden Transparenz und Korrektheit der Produktbezeichnungen.

Gefragt nach Chancen, die sich durch den Einsatz von synthetischen Nanopartikeln in Zukunft erschließen ließen, wurden v. a. Beispiele aus den Bereichen Medizin, Energie und Umwelt genannt. Ein weiteres prominentes Feld, das breiten Raum in der Diskussion einnahm, waren Anwendungen, mit denen „Alltagserleichterungen" möglich schienen; v. a. Glasimprägnierungen, sich selbst reinigende oder Schmutz abweisende Beschichtungen sowie Reinigungsmittel wurden erwähnt. Weitere genannte Nutzungsfelder lagen im Bereich der Baustoffe, in der Materialtechnik (etwa leichtere Materialien für Sportgeräte oder neue Klebetechniken) und bei Arbeits- und Schutzbekleidung.

Auffällig war, dass viele Teilnehmer häufig schon im Zuge der Erörterung von Chancen und Potenzialen von sich aus eine Erwägung von möglichen Wissenslücken und Risiken anstrebten. Dabei spielten v. a. die Umwelt- und Gesundheitsfolgen bei einer verbreiteten und massenhaften Anwendung eine wichtige Rolle. Zudem führten verschiedene Teilnehmer eine Art Lebenszyklusperspektive, also die Betrachtung auch von Folgen der Nutzung von nanopartikelhaltigen Produkten nach ihrer eigentlichen Verwendungsphase, ein.

Im Gespräch über wahrgenommene Gefahren und Risiken spielten Produktkategorien nur eine Nebenrolle. Das einzige, explizit genannte Anwendungsfeld von Nanotechnologie, das als generell problematisch bzw. inakzeptabel gesehen wurde, war ihre Verwendung in Lebensmitteln.

Während Forschung zur Nanotechnologie von den meisten Teilnehmern nahezu uneingeschränkt befürwortet wurde, problematisierten etliche zugleich eine „unreflektierte Kommerzialisierung", eine Markteinführung ungetesteter Produkte aus ökonomischem Interesse oder unter wirtschaftlichem Druck sowie eine Verbreitung durch – gelegentlich mit „dem Ausland" in Verbindung gebrachte – Anbieter mit geringeren Sicherheitsstandards.

In diesem Zusammenhang erneut angesprochen wurde die Unklarheit unter den Verbrauchern in Bezug auf die Frage, welche Produkte nun Nanopartikel enthalten und welche nicht. Das Problem der ungeklärten Kennzeichnung schuf Unsicherheiten, die ungeschützte und – in der Diskussion als gelegentlich ungerechtfertigt oder irreführend charakterisierte – Verwendung des Begriffs „Nano" wurde wiederholt kritisiert.

In einer weiteren Frage wurden alle Teilnehmer aufgefordert, das bisher Besprochene in Beziehung zu setzen und die diskutierten Chancen und Risiken gegeneinander abzuwägen. Dabei überwog bei der Mehrheit trotz aller Skepsis im

Detail in der Gesamtschau eindeutig eine positive Grundhaltung. Dies kann jedoch nicht gleichgesetzt werden mit einer allgemein wohlwollenden, undifferenzierten Position. Vielmehr wurden in der vertiefenden Diskussion auch Einschränkungen und Abwägungen deutlich. Während es sich aus Perspektive der meisten Teilnehmer lohnt, für bestimmte Anwendungen (z. B. in der Medizin) auch höhere Risiken in Kauf zu nehmen, war in anderen Bereichen (z. B. Nahrungsmittel) eher eine reservierte bis ablehnende Haltung zu beobachten.

Von vielen Teilnehmern deutlich gemacht wurde der Zusammenhang zwischen wissenschaftlicher Forschung und wirtschaftlichem Wachstum, dem ein hoher Stellenwert eingeräumt wurde. Man (vermutlich: „der Staat") solle nicht zu sehr bremsen und den wirtschaftlichen Erfolg nationaler Forschung dann „den Anderen" überlassen.

Viele Teilnehmer zeigten ein hohes Vertrauen in das wissenschaftliche und ökologische Verantwortungsbewusstsein von Forschern im öffentlichen Bereich; v. a. die staatliche Forschung solle auf dem Gebiet der Nanotechnologie aktiv sein und „sichere" Ergebnisse dann an die Industrie verkaufen. Zudem solle Forschung zu neuen Nanotechniken begleitet werden durch Aktivitäten zur Untersuchung von Risiken oder zum „Schaffen von Hilfsmitteln, um eventuelle Nachteile in den Griff zu bekommen" – ein Ansatz, dessen Umsetzung man ebenfalls eher der öffentlichen Forschung zutraute.

Stärkere Distanz wurde sichtbar zu den gegenwärtigen Kommerzialisierungsaktivitäten der Wirtschaft. Angesichts der Unsicherheiten in Bezug auf die Gesundheits- und Umweltwirkungen synthetischer Nanopartikel wünschten sich viele ein hohes Maß an Aufsicht, insbesondere durch einen wachsamen und handelnden Staat. Besonders prägnant drückte dies die Vorstellung eines Teilnehmers aus, hier eine „Unbedenklichkeitserklärung der Bundesregierung" zu erwarten. Einzelne Teilnehmer wanden relativierend ein, dass sich freie Forschung und staatliche Kontrolle ausschließen würden. Andere machten geltend, dass eine nationale staatliche Kontrolle nicht reichen werde, sondern eher globale Anstrengungen nötig seien.

Eher kritisch gingen viele Teilnehmer mit der – v. a. angesichts des häufig unklaren oder gar fraglichen Nanotechnologiebezugs – einerseits als problematisch wahrgenommenen Verwendung des „Nano"-Begriffs und der andererseits uneinheitlichen Kennzeichnung von Produkten, die tatsächlich Nanopartikel enthalten, um. Viele Teilnehmer zeigten sich angesichts dieser Unklarheiten verunsichert. Gerade wegen der noch nicht gut erforschten Gesundheitsfolgen von Nanopartikeln äußerten mehrere Teilnehmer, dass man „Nanotechnologie" nicht einfach wahllos in die Breite streuen solle, sondern einem „kontrollierten

Einsatz" der Vorzug zu geben wäre. „Nano" würde sich dadurch auch selbst schützen, etwa vor einem „Überschwappen" von Produktimages von unzureichend getesteten oder negative Gesundheitsfolgen hervorrufenden Nano-Produkten auf andere Anwendungen.

In diesem Zusammenhang wurde auch deutlich, dass vielen Teilnehmern wohl bewusst ist, dass ein vollständiges und sicheres Wissen über Gesundheits- und Umweltfolgen von synthetischen Nanopartikeln nicht erreichbar sein wird. Mit Rekurs auf eigene Erfahrungen wurden Analogien angeführt, dass man auch bei anderen heute als Problemstoffe geltenden Materialien erst später gemerkt habe, wie schädlich sie sein können. Darum wolle man informiert werden, welche Produkte Nanopartikel enthalten, um selbst darüber entscheiden zu können, für welche Anwendung man die Unsicherheiten in Kauf nehmen wolle und für welche nicht.

Nahezu alle Teilnehmer sprachen sich gegen ein Moratorium in der Nanotechnologieforschung aus. So wurde angemerkt, dass man nicht etwas schon wieder abschaffen wollen könne, bevor man es richtig angefangen habe. Andere plädierten für verantwortungsbewusste Forschung, die man angesichts der Potenziale nicht einfach stoppen, sondern unter (Mit-)Beachtung der Folgen und der möglichen Risiken fortsetzen solle.

Informationsverhalten und -bedürfnisse am Beispiel der Nanotechnologie

In einem weiteren Diskussionsblock ging es um die Informationslage zu Nanotechnologie. Obwohl es eine Fülle an Informationen gibt, sind diese in der Regel für den Laien nicht umstandslos zugänglich oder nicht auffindbar. Auch gezieltes Suchen z. B. in Zeitschriften oder im Internet führte die Mehrheit der Befragten nicht zu den gewünschten Informationen. Mehrere Teilnehmer erklärten im Laufe der Diskussionen, dass sie zwar durchaus ab und an Informationen zum Thema Nanotechnologie wahrgenommen hätten, diese aber oft als unkonkret empfanden. So forderten sie dann auch mehr differenzierte und klare Informationen.

Ein Wunsch der Teilnehmer war es zudem, dass neue Erkenntnisse Stück für Stück im Internet zur Verfügung gestellt werden und somit der aktuelle Stand der Forschung auch von außen nachvollziehbar werde. Nur auf Grundlage dieser zeitnahen Information sei eine Diskussion über Chancen und Risiken von Nanopartikeln überhaupt möglich. Ohne solche Informationen handle es sich dagegen bei einer Entscheidung für oder gegen bestimmte Anwendungen um eine reine

Glaubenssache. Darüber hinaus wurde auch bei dieser Frage von der Mehrheit der Teilnehmer erneut betont, dass die Kennzeichnung von Produkten mit Nanopartikeln wesentlicher Bestandteil der Information sein müsse. Neben dem direkt formulierten Wunsch nach mehr frei zugänglichen Informationen zeigte sich der enorme Informationsbedarf fast aller Teilnehmer an den zahlreichen inhaltlichen Rückfragen, die während der Diskussion immer wieder gestellt wurden.

Neben dem Informationsbedarf von Laien allgemein war auch das tatsächliche Informationsverhalten im Bereich Wissenschaft und Technik Gegenstand der Diskussion. Dabei ging es v. a. darum, herauszufinden, wie Laien Informationen wahrnehmen und wie sie überhaupt auf neue Erkenntnisse aus Wissenschaft und Technik aufmerksam werden. Wie anhand des Forschungsstandes zum Mediennutzungsverhalten bereits zu erwarten war, nutzt die überwiegende Mehrheit der Teilnehmer die tagesaktuellen Printmedien sowie Fernsehen und – in der Regel seltener – das Radio. Auch Zeitschriften wurden als Informationsquelle genannt. Dabei werden v. a. die ausgewiesenen Wissenschaftsteile oder -sendungen rezipiert.

Beim Informieren über Neues aus Wissenschaft und Technik spielt sehr häufig der Zufall eine wichtige Rolle: Ein neues Thema muss zunächst von den Rezipienten entdeckt werden und sie neugierig machen. Vor allem das Fernsehen kann hier als Leitmedium bezeichnet werden, erreicht es doch die meisten Leute und wird oft habituell genutzt. Unabhängig von der Art des ersten Kontakts mit einer neuen technischen oder wissenschaftlichen Entwicklung erfolgt die Informationsaufnahme beim Großteil der Teilnehmer dann stufenweise: Nachdem die Aufmerksamkeit durch einen ersten Stimulus, bspw. durch einen Artikel, einen Beitrag o. ä., geweckt wurde, entscheiden die Rezipienten, ob dieses Thema für sie von weiterem Interesse ist. Ist dies der Fall, dann erfolgt die weitere Informationssuche in der Regel gezielt.

Einige Teilnehmer informieren sich darüber hinaus in Büchern. Dabei folgen sie mitunter Empfehlungen oder sie suchen gezielt nach einem Thema, das sie im Vorfeld bereits als interessant wahrgenommen haben. Als gute und v. a. vertrauenswürdige Wissensquelle nannten einzelne Befragte persönliche Kontakte. Hier spielten v. a. die schnelle und unkomplizierte Verfügbarkeit und die Aktualität der Informationen eine wesentliche Rolle. Manche werden auch anderweitig aktiv und fordern z. B. Informationsmaterialien an. Gezielt werden von einigen auch Veranstaltungen wie Tage der offenen Tür, Besuchermessen, Ausstellungen oder öffentliche Vorträge genutzt, um das eigene Wissen zu erweitern und Neues zu entdecken. Zudem ermöglichen diese Veranstaltungen den direkten Zugang zu Forschern und ihren Arbeiten, der sonst für Laien eher schwierig ist.

Vor allem Befragte, die eigene Kinder haben, gaben den Wissensdurst ihrer Kinder als einen Grund für ihre eigene Informationssuche an. Entsprechend äußerten sie auch den Wunsch, mehr Angebote gezielt für diese Altersgruppe nutzen zu können.

Information über und Vertrauen in Nanotechnologie

Der letzte Diskussionsblock der Fokusgruppen-Interviews zielte auf ein eher sensibles Thema ab: Information und Vertrauen. Die Verbindung zwischen diesen beiden Konzepten war bereits im Vorfeld wiederholt durch die Teilnehmer selbst gezogen wurden, zum Abschluss der Diskussion sollte nochmals darauf fokussiert werden. Dabei standen zwei Ebenen nebeneinander, die oft schwer zu trennen waren und von den Teilnehmern gleichermaßen adressiert wurden: Zum einen wurde diskutiert, inwieweit Informationen vertrauenswürdig sind und welche Faktoren eine Rolle spielen können, um Informationen vertrauen zu können. Zum anderen wurde Information als Mittel gesehen, Vertrauen in (neue) Technologien schaffen zu können.

Zunächst wurde das Problem der Glaubwürdigkeit von Informationen als Problem des Mediums Internet diskutiert. Im Laufe des Gesprächs äußerten aber viele Teilnehmer mehr und mehr Zweifel an der Richtigkeit von Informationen allgemein, unabhängig vom Medium. Güte und Richtigkeit von Informationen wurden v. a. von den Teilnehmern der zweiten Fokusgruppenveranstaltung grundlegend in Frage gestellt. Eigentlich könne man keiner medienvermittelten Information trauen, sondern nur der von Wissenschaftlern selbst veröffentlichten – dies aber geschehe meist auch medienvermittelt. Aus dem sich daraus ergebenden Dilemma erwuchs bei den Interviewten eine große Verunsicherung darüber, wem überhaupt zu trauen sei.

Befragt nach Institutionen, die besonders glaubwürdig Informationen vermitteln, gab ein Großteil der Teilnehmer an, v. a. Forschungseinrichtungen (im konkreten Fall: Forschungszentrum Karlsruhe, Universitäten, von Bund und Land finanzierte Forschungsinstitutionen), gemeinnützigen Organisationen und renommierten Wissenschaftlern zu vertrauen, deren wissenschaftlicher Anspruch sichtbar ist. Ein gewisses Grundvertrauen in Wissenschaft und Forschung wurde hier vorausgesetzt, sonst könne man sich über nichts mehr sicher sein. Einzelne Teilnehmer wiesen jedoch darauf hin, dass auch hier Interessen der einzelnen Einrichtungen oder Forscher vor dem Interesse der freien Informationsweitergabe stehen könnten. Der Wirtschaft, einzelnen (Fach-)Verbänden oder Interessenvertretungen wurden von den meisten Teilnehmern unterstellt, nur zum Eigennutz zu informieren. Die Teilnehmer reflektierten durchaus, dass sie den Informationsangeboten der Wirtschaft quasi per se schlechte Absichten unterstellten, weil sie aus der Vergangenheit nicht gewohnt seien, von dieser Seite objektiv informiert zu werden. Hier eine positive Grundhaltung bei den Verbrauchern zu schaffen, werde nach Ansicht der Diskussionsteilnehmer nur langfristig erreichbar sein. Als mögliche Auswege aus dieser Vertrauensmisere schlugen verschiedene Teilnehmer vor, Informationen v. a. in Abhängigkeit von ihrer ausgewogenen Darstellung, nicht aber in Abhängigkeit von der Art der Institution zu beurteilen, die die Information verbreitet.

Eng mit diesem Aspekt von Vertrauen in Information war die Idee verknüpft, dass man durch glaubwürdige Informationen auch Vertrauen in wissenschaftliche und technische Entwicklungen und Anwendungen schaffen könne. Dabei spielte v. a. Transparenz bei der Informationsweitergabe eine wichtige Rolle. Die Mehrheit der Teilnehmer äußerte, dass die Veröffentlichung von Erfolgen und Misserfolgen der Forschung dazu beitragen kann, mehr Vertrauen der Bürger in wissenschaftliche und technische Entwicklungen zu schaffen. Allerdings könne auch dies nur langfristig erfolgreich sein. Partizipative Ansätze der Bürgerbeteiligung und -information wurden dabei als ein Mittel angesehen, Vertrauen zu schaffen.

V.   Diskussion und Ausblick

Abschließend sollen einige Befunde und Beobachtungen der Fokusgruppen-Interviews nochmals aufgegriffen und diskutiert werden. Darüber hinaus soll auch reflektiert werden, wo die methodischen und inhaltlichen Stärken der vorgestellten Vorgehensweise liegen. Eine ausführliche Diskussion auch der Grenzen des Verfahrens findet sich in Fleischer/Quendt 2007.

Einführend lässt sich konstatieren, dass die befragten Personen ihre Positionen fast immer aus Sicht von Verbrauchern darstellten, die Kaufentscheidungen über Produkte treffen müssen. In direkter Konsequenz daraus sind sie nicht abstrakt an allgemeinem Wissen über Nanotechnologie-Anwendungen interessiert, sondern fragen die entsprechenden Informationen nach Bedarf und zweckgebunden nach. Insgesamt fühlen sich alle Diskussionsteilnehmer nur unzureichend informiert und geben auch an, bei eigenen Recherchen kaum oder keine geeignete Information gefunden zu haben. Dabei betonen die Befragten immer wieder, dass sie transparenten, ausgewogenen Informationen über den Stand des Wissens und der Forschung zu Nanomaterialien und deren Chancen und Risiken den Vorzug gegenüber bewertend interpretierenden geben würden. Sie sähen sich als mündige Bürger durchaus in der Lage, anhand verständlicher Informationen eine subjektive Bewertung verschiedener Nanoanwendungen in ihrem jeweiligen Verwendungskontext vornehmen zu können. Hilfreich wären dabei aus Sicht der Teilnehmer sowohl unabhängige Produkttests als auch Informationen zur Risikoabschätzung synthetischer Nanopartikel. Verbraucher wissen um die Grenzen sicherer Erkenntnisse und akzeptieren, dass die Forschung und die Entwicklung neuer Technologien mit Unsicherheiten verbunden sind. Sie erwarten aber von Wissenschaft und Wirtschaft einen verantwortungsvollen Umgang sowohl mit Wissen als auch mit Nichtwissen, der sich auch durch eine transparente und offene Kommunikation auszeichnet. Als sehr wichtig wird zudem eine Kennzeichnung von Produkten mit synthetischen Nanopartikeln angesehen.

In Bezug auf die Informationen betonten die Teilnehmer selbst immer wieder, wie wichtig Vertrauen in diese – u. a. gemessen an der „Vertrauenswürdigkeit" der Quelle – ist. Dabei wird „der Forschung" (in der Regel verstanden als öffentliche Forschung) und „dem Staat" mehr Vertrauen eingeräumt als „der Industrie". Nur aus offener, Chancen *und* Risiken benennender Kommunikation könne letztlich auch Vertrauen in neue technologische Entwicklungen folgen.

Folgt man dieser Aussage, so lässt sich eine – sicher noch mit Langzeitstudien an unterschiedlichen Beispieltechniken zu erhärtende – These formulieren. Das klassische „Defizitmodell" der Public Understanding of Science (PUS)-Forschung postuliert, dass Angst und Bedenken gegenüber neuen technischen Entwicklungen bei Bürgerinnen und Bürgern aus einem Defizit an Wissen über diese Techniken erwachsen. Würde man dieses beheben, z. B. durch mehr Information und eine verbesserte Bildung, dann wüchse damit auch die Akzeptanz einer neuen Technologie („the more you know, the more you'll love it"). Verschiedene Studien haben belegt, dass dies zu linear und einfach gedacht ist (ausführlich dazu u. a. Sturgis/Allum 2004 und Bauer et al. 2007).

In der vorliegenden Untersuchung zeigt sich nun, dass offene und ausgewogene Informationen über neue Technologien und deren Chancen und Risiken zumindest einen Zuwachs an Vertrauen in die Akteure bei technischen Entwicklungen bewirken können, das seinerseits ein höheres Maß an Akzeptanz einer neuen Technologie mit sich bringen könnte. Dies unterstützt einerseits die Kontextualisierungsthese des PUS und deutet andererseits darauf hin, dass weniger die Menge und „Wissenschaftlichkeit" von Informationen (wie im klassischen Defizitmodell) als vielmehr deren Qualität (v. a. die Zeit- und Kontextabhängigkeit wissenschaftlichen Wissens und seiner Grenzen) ein entscheidender Faktor sein könnten.

Im Überblick kann festgestellt werden, dass viele Ergebnisse der Karlsruher Fokusgruppen die Befunde anderer partizipativer Veranstaltungen (s. o.) widerspiegeln und stärken. Vor dem Hintergrund der enormen Wissenslücken (nicht nur bei Verbrauchern) scheinen Fokusgruppen zum jetzigen Zeitpunkt der öffentlichen Diskussion über Nanotechnologie als methodisches Instrumentarium angebrachter zu sein als Voten bildende Ansätze wie z. B. auf das Formulieren von Forderungen oder das Entwickeln von Konsenspapieren ausgerichtete Bürgerkonferenzen oder citizens juries. Gut moderierte und dokumentierte Fokusgruppen ermöglichen auch einen „Konsens über den Dissens". Sie spiegeln in sehr viel größerem Maße die Breite von Positionen und das Spektrum von Assoziationen und Antizipationen der Beteiligten wider, da sie nicht auf die Formulierung einer – wie auch immer im Detail zustande gekommenen und begründeten – Gruppenmeinung ausgerichtet sind. Insofern dürften ihre Ergebnisse eher den Bedingungen einer pluralen modernen Gesellschaft entsprechen.

Literatur

Bauer, Martin W.; Allum, Nick; Miller, Steve (2007): „What can we learn from 25 years of PUS survey research? Liberating and expanding the agenda". In: *Public Understanding of Science 16*, 79-95.

BMRB Social Research (2004): *Nanotechnology: Views of the General Public. Quantitative and qualitative research carried out as part of the Nanotechnology study.* Prepared for The Royal Society and Royal Academy of Engineering Nanotechnology Working Group. London 2004.

Bohnsack, Ralf (2003): *Rekonstruktive Sozialforschung. Einführung in qualitative Methoden.* 5. Auflage. Leske + Budrich, Opladen.

Bohnsack, Ralf (2005): „Gruppendiskussion". In: Flick, Uwe et al. (Hg.): *Qualitative Forschung. Ein Handbuch.* Rowohlt Taschenbuch Verlag, Reinbek bei Hamburg, 369-384.

Cobb, Michael D.; Macoubrie, Jane (2004): „Public perceptions about nanotechnology: Risks, benefits and trust". In: *Journal of Nanoparticle Research 6*, 395-405.

Dürrenberger, Gregor; Behringer, Jeanette (1999): *Die Fokusgruppe in Theorie und Anwendung.* Akademie für Technikfolgenabschätzung in Baden-Württemberg. Stuttgart.

EC – European Commission (2005): *Europeans, Science and Technology. Special Eurobarometer 224/Wave 63.1.* European Commission, Brussels.

Fleischer, Torsten; Quendt, Christiane (2007): *„Unsichtbar und unendlich" – Bürgerperspektiven auf Nanopartikel.* Wissenschaftliche Berichte des Forschungszentrums Karlsruhe FZKA 7337, Karlsruhe.

Hart, Peter D. (2006): *Report Findings Based On A National Survey Of Adults.* Conducted On Behalf Of The Woodrow Wilson International Center for Scholars Project on Emerging Nanotechnologies by Peter D. Hart Research Associates, Washington.

komm.passion (2004): *Höchste Zeit, die Weichen zu stellen. Wissen und Einstellungen zur Nanotechnologie.* Eine Repräsentativ-Studie der komm.passion GmbH Berlin, Hamburg, Düsseldorf, Frankfurt, München.

Slocum, Nikki (2003): *Participatory Methods Toolkit. A practitioner's manual.* In: King Baudouin Foundation and Flemish Institute for Science and Technology Assessment (viWTA), Brussels, 166ff.

Sturgis, Patrick; Allum, Nick (2004): „Science in society: re-evaluating the deficit model of public attitudes". In: *Public Understanding of Science 13*, 55-74.

TA SWISS (2006): *Nano! Nanu?* Informationsbroschüre zum *publifocus* „Nanotechnologien und ihre Bedeutung für Gesundheit und Umwelt". TA SWISS, Bern.

Teil B

Nanotechnologische Forschung zwischen Praxis und Vision

Monika Kurath und Mario Kaiser

Fragile Disziplinen: Identitäts-Diskurse und Transformationsprozesse in den Nanowissenschaften und Nanotechnologien

Strategien, mit welchen involvierte Akteure und Institutionen Identitäten von Nanowissenschaften und –technologien (NWT) verhandeln, lösen in den betroffenen Wissenschaften Transformationsprozesse aus, die ihre disziplinäre Entwicklung nachhaltig beeinflussen. Dies veranschaulichen wir am Fachbereich der Toxikologie. Wie sich herausstellen wird, führt die Delegation bestimmter Bereiche der Risikoeinschätzung der NWT an die naturwissenschaftliche Risikoforschung auf Seiten der Toxikologie zu einer Reihe von Irritationen. Sie betreffen nicht so sehr die Risiken von Nanomaterialien selber, sondern vielmehr die Frage, wie sich die Toxikologie als Disziplin den Herausforderungen der NWT zu stellen hat und ob diese für sie dabei eine Chance oder eine Gefahr darstellt.

I.   Strategien in Identitätsfindungsdiskursen

Seit der artifiziellen Schöpfung des Begriffs ‚Nano' durch die US-Nanotechnology-Initiative in Anlehnung an Taniguchi und Drexler (Taniguchi 1974; Drexler 1986) verhandeln unterschiedliche involvierte Akteure und Institutionen Charakteristik und Zugehörigkeiten von Nanowissenschaften und Nanotechnologien (NWT). Insbesondere die Frage nach möglichen Implikationen bestimmter Forschungs- und Anwendungsfelder implizieren Fragen nach ihrer definitorischen Ein- bzw. Ausgrenzung. Dabei konfrontieren sich die Diskurse um die Identitätsfindung mit der auf den ersten Blick trivialen Frage, was „Nanotechnologie" (NT) überhaupt ist oder sein soll.

Die essentialistische Suche nach einer Antwort auf die Frage ‚was NT *wirklich* ist' findet ihren Ursprung nicht so sehr in der Wissenschaft selbst, sondern wird vielmehr in Diskursen und Institutionen der inner- und außerwissenschaftlichen Begleitforschung oder deren Abschätzung konstituiert.[1] So bewirkt die problematisierende Frage, welche Implikationen, Konsequenzen und Folgen NT haben könnte, dass Institutionen der Technikfolgenabschätzung in verschiedenen Ländern und mit ihnen Konsumenten- und Umweltschutzorganisationen sowie Firmen wie Rückversicherungen und nicht zuletzt die sozial- und kulturwissenschaftliche Begleitforschung wie die Angewandte Ethik, Abschätzungen durchführen und dabei durch die Ungewissheit, was Nano ist, herausgefordert werden.[2] Daneben haben sich im Diskurs um NWT auch neue Institutionen etabliert, die in Form von Stiftungen, Räten oder ThinkTanks organisiert sind.[3]

Um trotz der ungewissen Identität von Nano gleichwohl dem Mandat einer kritischen Abschätzung nachzukommen, setzen die verhandelnden Akteure und Institutionen unterschiedliche Strategien ein, die das Mandat samt seinen Schwierigkeiten delegieren, umgehen, prozeduralisieren oder invisibilisieren. Beispielsweise:

1. Prozeduralisierung in die Zukunft: Während in der Gegenwart häufig von einer Vielgestalt von Nanotechnologien im Plural gesprochen wird, wird eine Nanotechnologie im Singular erst in Zukunft erwartet. Der Übergang wird durch die Unterstellung konvergierender Effekte antizipiert. Der Vision der Verschmelzung unterschiedlichster Forschungsfelder im Bereich der NWT kommt also eine Einheit stiftende Rolle zu und es ist vornehmlich diese Einheitsbildung, die es einzuschätzen gilt, und weniger die heute bestehenden Nanotechnologien im Plural.[4]

---

[1] Neben traditionellen Akteuren der Technikfolgenabschätzung (TA) finden sich im Diskurs um NWT die Involvierung neuer, jenseits des herkömmlichen TA-Ansatzes operierende technikabschätzende Institutionen. Deshalb verwenden wir hier gezielt den weitergefassten Begriff „Abschätzung" anstelle von TA.

[2] Vgl. beispielsweise Arnall 2003; Bachmann 2006; ETC Group 2003; Grunwald 2004; Paschen et al. 2004; Royal Society 2004; SwissRe 2004.

[3] Beispielsweise das Woodrow Wilson International Center for Scholars, der International Risk Governance Council (IRGC) oder der britische ThinkTank DEMOS. Diese neuen Institutionen veröffentlichen ihre Einschätzungen in der Regel mittels Publikationsformen, die sich an Kriterien wissenschaftlicher Publikationen orientieren, jedoch in Form von ‚Pamphleten', ‚White Papers' oder ‚Stellungnahmen' in Erscheinung treten. (Kaiser & Kurath 2006).

[4] Zur gegenwartsbezogenen Verwendung der NT im Plural siehe z. B. Royal Society 2004. Zum Argument der Verschmelzung bzw. Konvergenz, siehe z. B. Fleischer et al. 2004. Nicht selten werden diesen Konvergenzeffekten emergierende Eigenschaften zugestanden (vgl. dazu beispielsweise Laurent & Petit 2005).

2. Ausweichen mittels Definitionen: Die Kenntnis der Definition einer Wissenschaft wird häufig als Voraussetzung bzw. als condidtio sine qua non für die weitere Einschätzung dieser Technologie dargestellt.[5] Oftmals zielen solche Definitionen jedoch stärker darauf ab, den Gebrauch des Terminus normativ zu regulieren und zu kontrollieren, als dass sie die NT beschreiben.[6]

3. Ausweichen mittels Materialisierungen und Repräsentationen: Häufig wird bei Fragen der Charakterisierung von NT auf Konsumgüter verwiesen, die bereits erhältlich sind.[7] Ihnen kommt dann zu, schlicht für NT zu stehen, ohne dass der Begriff noch weiterer Erklärungen bedarf. Mit anderen Worten: Ein- oder abgeschätzt werden Produkte, keine Technologie.

4. Ausklammerung durch Selbstreflexion: In betroffenen Wissenschaftsfeldern wie der ELSI-Forschung und der Ethik lösen die offenen Fragen nach Identität und Technikfolgen nicht nur die Analyse der gestellten Fragen, sondern auch die kritische Prüfung des eigenen Faches hinsichtlich seiner Nanotauglichkeit aus. Anstelle einer Reflexion über die NT, wird diese zum Anlass genommen, einen Rückzug auf die Binnenreflexion der eigenen Disziplin einzuleiten.[8]

5. Die Delegation an die Öffentlichkeit: Unterschiedlichste Akteure und Institutionen halten es für essenziell, die Öffentlichkeit so früh und intensiv wie möglich einzubeziehen – nicht trotz, sondern weil sich diese Technologie „in einem frühen und bis dahin unbestimmten Entwicklungsstatus befindet" (Mac Naghten et al. 2005). Dies steht im auffälligen Gegensatz zu aktuellen Umfrageergebnissen, welche zeigen, dass die Öffentlichkeit an NWT wenig interessiert ist (z. B. Gaskell et al. 2004; Kahan et al. 2007).

---

[5] Vergleiche dazu beispielsweise Schmid et al. 2006 oder Royal Society 2004.

[6] Diese normativ/deskriptive Ambivalenz lässt sich deutlich an der Häufung von ‚*sollten*' and ‚*müssten*' ablesen, wie die NT zu begreifen ist (vgl. z. B. in Khushf 2004).

[7] Durch Bilder der einzelnen Konsumgüter bzw. Anwendungen wird die NT visualisiert und charakterisiert. Vgl. beispielsweise das Konsumgüter-Inventar des Woodrow Wilson Centers (http://www.nanotechproject.org/44 (Recherche vom 01.08.2007) und den Aufsatz von A. Loesch in diesem Band.

[8] Die intensivierte Reflexion in der ELSI-Forschung findet sich z. B. bei Gaskell et al. 2004 oder Khushf 2004. Die Forderung nach einer intensivierten Reflexion *durch* die ELSI-Forschung findet sich z. B. in Royal Society 2004, 5 oder European Commission 2004, #401. Der Begriff ELSI stammt aus dem angelsächsischen Raum und bezeichnet die Forschung der ethischen, rechtlichen und sozialen Implikationen neuer Technologien.

6. Die Delegation bestimmter Bereiche der Risikoeinschätzung an die naturwissenschaftliche bzw. toxikologische Risikoforschung: In nahezu allen Abschätzungsberichten lässt sich die Forderung nach einer Intensivierung der naturwissenschaftlichen Risikoforschung im Bereich der NT finden.[9]

In diesem Artikel untersuchen wir Transformationsprozesse, welche diese Strategien in den verhandelten Wissenschafts- und Technikfeldern auslösen. Zudem stellen wir die Frage, wie und weshalb gerade die Partizipation an Spitzentechnologien in den involvierten Wissenschaftsfeldern disziplinäre Veränderungen auslösen.

Dies analysieren wir am Beispiel der sog. Strategie 6. Basierend auf einer empirischen Studie[10] zeigen wir auf, welche disziplinären Identitäts- und Grenzziehungsfragen sich durch die Delegation offener Identitäts- und Technikfolgenfragen der Toxikologie stellen. Nach unserer Meinung eignet sich die Toxikologie deshalb für die Analyse disziplinärer Transformationsprozesse, da in diesem Feld bereits seit Jahrzehnten intensive Risikoforschung an Materialien kleiner Größenordnungen betrieben wird (vgl. dazu z. B. Oberdörster et al. 2005). Zudem liegen hier bereits Nachweise nachteiliger Gesundheitseffekte von Nanomaterialien vor, was den Druck auf das in diesem Feld produzierte Wissen stark erhöht.

Im nachfolgenden Kapitel zeigen wir nach einem kurzen historischen Überblick über die Entwicklung des Faches auf, wie die Toxikologie die NT verhandelt und inwieweit dies zu einer ‚Neugestaltung' ihrer Disziplin führt.

II.   Transformationsprozesse in der Toxikologie

Im Bereich der NWT verspricht die Toxikologie aufgrund ihrer epistemischen und ontologischen Tradition als Test- und Begleitwissenschaft, einen wesentli-

---

[9] Wird nach der naturwissenschaftlichen Risikoforschung gefragt, ist insbesondere der Bereich der Toxikologie angesprochen. Zu dieser Forderung vgl. z. B. Arnall 2003; European Commission 2004; Paschen et al. 2004; Royal Society 2004, 85; Schmid et al. 2006; SwissRe 2004.

[10] Die zugrunde liegende empirische Studie wurde von der Autorin in den Jahren 2005/2006 als Einzelprojekt durchgeführt. Mittels qualitativer Interviews wurden 15 führende Toxikologen aus Deutschland, der Schweiz, Holland und den USA zu Transformationsprozessen in wissenschaftlichen Feldern unter der Herausforderung potenzieller Risiken von NWT befragt. Finanziert wurde sie durch die Cogito Foundation und die Nachwuchsförderung der Universität Basel (Kurath & Maasen 2006b).

chen Beitrag zur Risikoforschung zu leisten. Ihre Wurzeln reichen dabei bis weit ins 16. Jahrhundert zu den Analysen und Konzepten von Paracelsus zurück. Im frühen 20. Jahrhundert etablierte sich die Toxikologie als Disziplin der Naturwissenschaften mit klaren Grenzziehungen zur Pharmakologie, Medizin, Chemie und Biologie (Borzelleca 1994). Im Kontext der mit der intensiven wissenschaftlichen und technologischen Entwicklung in der zweiten Hälfte des 20. Jahrhunderts aufgetretenen Störfälle und damit verbundenen gesellschaftlichen Kontroversen erfuhr sie einen Bedeutungszuwachs in ihrer Etablierung als Testwissenschaft und Disziplin der Begleitforschung.

Die Toxikologie profilierte sich hier durch die Entwicklung handlungsleitender Grundlagen für politische Ziele, wie der Chemikalienregulierung, die damals in unterschiedlichen Industrienationen entstanden. Durch die Bereitstellung konkreter, messbarer Aussagen zum Risiko etablierte sich die Toxikologie in zahlreichen naturwissenschaftlichen und technischen Fragen als eine begleitende, testende, regulierungsorientierte Disziplin und Kontrollinstanz (Borzelleca 1994); so auch in den NWT (Oberdörster et al. 2005; Service 2004). Dabei spielen ihre methodische und inhaltliche Erfahrung bezüglich der Bioreaktivität von Partikeln und Materialien sowie ihre Orientierung an extern vorgegebenen Problemstellungen, wie die Bereitstellung konkreter Aussagen zu gesundheitlichen Implikationen von Partikeln im Nanometerbereich, als Grundlage für eine potenzielle Regulierung eine wichtige Rolle .

Ausgehend von einer in den Jahren 2005/2006 durchgeführten empirischen Studie (vgl. Kapitel 1) versuchen wir aufzuzeigen, dass die Delegation der unklaren Identität auf Seiten der Toxikologie Prozesse einzuleiten vermag, die den in Kapitel 1 dargelegten Bewältigungsstrategien nicht unähnlich sind. Das zunächst schlichte Forschungsziel, Risiken von Nanopartikeln zu erforschen, führt auf Seiten der toxikologischen Risikoforschung zu der Frage, was denn nun Nanotechnologie ‚wirklich' ist, wie sich die Toxikologie als Fach ihr zu stellen hat und wie weit sie aktiv an der Nanowissensenschaft teilnehmen soll. Aufgrund ihrer Tradition als Prüfwissenschaft verfährt die Toxikologie jedoch so, als ob sie die NWT und deren ‚toxische' Implikationen von einer *Außenperspektive* analysieren würde. Dabei lassen sich zwei hauptsächliche Thematisierungs- oder Konfliktachsen beobachten, wie die Toxikologie die NWT verhandelt:

1. Zunächst stehen Verhandlungen darüber an, was *sub specie nano* der genuine Gegenstands- bzw. Untersuchungsbereich der Toxikologie ausmacht. Im Vordergrund steht dabei die Frage, ob und wie Nanopartikel toxikologisch gesehen als *neu* zu begreifen sind.

2. Doch diese Verhandlung von Neuheit beschränkt sich nicht bloß auf diese ontologische Fragestellung. Vielmehr führt sie mitten hinein in das disziplinäre Selbstverständnis der Toxikologie: Angesichts der Herausforderung der NT beginnt die Toxikologie das Verhältnis zwischen ihrer wissenschaftlichen Funktion und ihrer gesellschaftlichen Leistungserwartung neu zu überdenken.

Im nachfolgenden Kapitel zeigen wir, wie die Toxikologie ihren Untersuchungsgegenstand verhandelt, bzw. die Frage der Identität von NWT und ihrer Partikel hinsichtlich ihrer Neuheit stellt.

Die Signifikanz, ‚Nano' zu machen: die ‚Verhandlung von Neuheit'

> „‚Nano' ist für uns ein alter Hut, wir machen schon seit mehr als 15 Jahren ‚Nano', d. h. arbeiten an ultrafeinen Partikeln, obwohl wir noch gar nicht wussten, dass das mal ‚Nano' heißen wird."

So oder so ähnlich lassen sich unterschiedlichste Toxikologen aus dem Bereich der Inhaltations- und Partikeltoxikologie vernehmen. Sie argumentieren mit einem inklusionsstrategischen Argument, nämlich, dass sie durch die Arbeit mit nanoskaligen Referenzpartikeln für die Messung von Gesundheitseffekten kleinster Umweltstäube schon vor der Etablierung des Begriffes ‚Nano' nanowissenschaftlich gearbeitet haben. Als Referenz für das Verhalten und die Gefährlichkeit von Nanomaterialien gelten Arbeiten mit Partikeln im Mikrometerbereich und die darauf aufbauende Forschung mit Ultrafeinpartikeln (kleinsten Umweltstäuben). Ausgehend von der Erfahrung mit Biointeraktionen dieser Partikel, schließen Toxikologen auf das Verhalten von gezielt hergestellten Nanomaterialien.

> „Wenn man das Risiko von Nanopartikeln untersucht, dann ist die Erfahrung, die wir mit den ultrafeinen Partikeln gesammelt haben, von großer Bedeutung."

In der toxikologischen Forschung erfolgt der Übergang vom Bereich ‚Ultrafein' zu ‚Nano' oftmals unauffällig. So werden neben der Analyse des Verhaltens von nicht künstlich hergestellten Ultrafeinpartikeln dieselben Experimente mit gezielt hergestellten Nanopartikeln wiederholt.

Doch just die Gleichsetzung der Umweltstäube mit gezielt hergestellten nanoskaligen Partikeln scheint innerhalb der toxikologischen Forschungsgemeinschaft nichtsdestotrotz für Irritationen zu sorgen. Offenbar werden von Nanomaterialien doch spezifische Eigenschaften erwartet. So erwecken Aussagen wie die nachfolgende den Anschein, dass sich das Spezifische der NT, d. h. ihre technische Natur, doch nicht nur in der Größe der untersuchten Partikel erschöpft.

> „Wenn man von Risiken der Nanotechnologie reden will und dann erfährt man, dass lediglich von Umweltpartikeln und nicht von nanotechnologischen Produkten gesprochen wird, dann stimmt etwas nicht.“

Theoretisch gesehen scheint es nicht unplausibel, auf solche Unstimmigkeiten bzw. Irritationen mit Differenzierungen und Distinktionen zu reagieren. In der Toxikologie wird darauf unter anderem mit einer herkunftsorientierten Unterscheidung reagiert – gezielt oder beiläufig, d. h. in Verbrennungsprozessen produziert:

> „Der Begriff Nanomaterial impliziert eine technisch gezielte, absichtliche Herstellung. Die Größenbereiche von bestimmten ultrafeinen Partikeln liegen ja nur zufälligerweise im Nanometerbereich. Daher würde ich hier von Verbrennungspartikeln oder von umweltrelevanten Partikeln sprechen und nicht von Nanopartikeln.“

Institutionell können derartige Unterscheidungsvorschläge folgenreich sein. So werden Forschungsprojekte zur Untersuchung gesundheitlicher Implikationen von *Nanopartikeln* in der Regel großzügiger gefördert als solche an *Ultrafeinpartikeln*. Dadurch entsteht ein Interesse daran, das Forschungsgebiet so auszuweiten, dass auch aus Verbrennungsprozessen stammende Partikel als nanowissenschaftlich relevant angesehen werden. Sich unter den spezifischeren Bereich ‚Nano‘ zu subsumieren, dient damit nicht zuletzt der erleichterten Akquisition von Fördermitteln.

> „Nano: Das ist Mode und natürlich auch eine Antragsstrategie.“

Das Treffen von Unterscheidungen muss, wie hier deutlich wird, nicht immer darauf hinauslaufen, dass etwas als weniger wissenschaftlich abgegrenzt wird, wie es Gieryn mit seinem Konzept des ‚boundary-work‘ nahe legt. Im Gegenteil: Unterscheidungen können auch eingeführt werden, um Unsicherheiten im Innenfeld der Disziplin so zu spezifizieren, dass daran anschließend neue, gut bezahlte ‚Erforschbarkeiten‘ generiert werden können. Dies bedeutet eine Ausweitung an epistemischer Autorität auf unerforschte ontologische Domänen, indem diese mit Hilfe von Abgrenzungskriterien einverleibt werden; im Sinne eines ‚expansiven boundary work‘ (vgl. Gieryn 1995, 15-17).

Die Expansion kann jedoch nur gelingen, wenn zwischen „ultrafeinen Stäuben" und „Nanopartikeln" ein Kontinuum hergestellt wird, das die ursprünglich gezogene Unterscheidung nachträglich als „Mode" einzuebnen versteht.

Dieselbe Unterscheidung, d. h. die Differenzierung von Nanopartikeln aufgrund ihrer „unbeabsichtigten und beabsichtigten Quellen" (Oberdörster et al. 2005, 823) oder ihre Strukturierung „physikalisch und chemisch heterogen" versus „präzise konstruiert und vollständig analysiert bzw. synthetisiert" (Kreyling et al. 2006, 544) kann gleichzeitig jedoch auch verwendet werden, um sich gegenüber überzogenen Forschungsansprüchen abzusichern. So wird zwar nicht selten, aber unterschwellig die Befürchtung geäußert, dass mit einer allzu weiten Fassung des Begriffs ‚Nanopartikel' die Erforschung von Effekten sämtlicher Kleinstpartikel auf das Gebiet der Nanowissenschaften übertragen werden. Besonders die Vergleichbarkeit von Nanopartikeln mit gesundheitsschädigenden Feinstäuben markiert ein umstrittenes Territorium, in welchem – nicht zuletzt, um eine Ausweitung des Risikodiskurses zu vermeiden – eine sich lediglich auf Größenordnungen stützende Begriffsdefinition unterlaufen wird.

> „Die Tatsache, dass die Partikelgröße der Feinstäube der Außenluft den Bereich der synthetischen Nanopartikel umfasst, kann nicht gleichgesetzt werden mit deren Toxizität. Hier spielen zusätzlich auch Kriterien wie deren chemische Zusammensetzung eine Rolle." (Claus & Lahl 2006, 2)

Während im ersten Fall die Unterscheidung der Toxikologie die Möglichkeit bietet zu expandieren, dient sie im zweiten Fall dazu, den Bereich der Expertise zu restringieren und damit ihre künftige Glaubwürdigkeit zu schützen. Dieselbe Unterscheidung kann demnach dazu dienen, auf den ersten Blick sich gegenseitig ausschließende Prozesse in Gang zu setzen: Prozesse der „Expansion" sowie des „Schutzes der Autonomie" (Gieryn 1995, 16).

Ausgerechnet an der etwas nüchternen Debatte über die korrekte Begrifflichkeit von Nanopartikeln wird offenbar, dass es um mehr als nur um einige wenige Nanometer geht. Es geht mithin darum, die Neuartigkeit der NT im Feld der Toxikologie zu spezifizieren, zu bestreiten oder, im Gegenteil, zu etablieren. Der Unterschied zwischen ‚alt' und ‚neu' wird dabei nicht zuletzt über den Unterschied zwischen intentional hergestellten Materialien und zufällig anfallenden Partikeln, artifiziellen oder natürlichen Ursprungs, ausgehandelt. Wie auch immer diese „Verhandlung von Neuheit" (Hessenbruch 2004) ausfallen mag, sie ist vor dem Hintergrund dessen zu sehen, was die Toxikologie sich wissenschaftlich zutraut: Wie weit soll sie expandieren und somit ein Kontinuum zwischen alt und neu herstellen? Wie weit soll sie sich exklusiv auf alt und neu herstellen? Wie weit soll sie sich exklusiv auf das ‚Neue', d. h. auf die intentional hergestellten Partikel einlassen?

Liegen unterschiedliche Optionen auf der Hand, können diese in einem zweiten Schritt durch einen Kompromissvorschlag vereint werden. In diese Richtung geht der nachfolgende Vorschlag, unabhängig von der Unterscheidung ‚intentional/nicht intentional' bzw. technisch/natürlich, beide Partikeltypen unter ‚nanoscale particle' zu subsumieren:

> „Deshalb schlage ich vor, als übergreifende Definition von Umweltpartikeln im Nanometerbereich den Begriff ‚nano scale particle' zu benützen."

Wenn auch ‚Nano' auf den ersten Blick für die Toxikologie nur ein ‚alter Hut' sein mag, zeigt ein genauerer Blick auf die Verhandlung von Nano im Feld der Toxikologie gleichwohl, dass das, was als spezifisch für NT angesehen wird, einen Reflexionsfluchtpunkt darstellt: Was an Nano ist neu für die Toxikologie? Braucht die Toxikologie eine Unterscheidung zwischen intentional/nicht intentional hergestellten Partikeln, um den Untersuchungsbereich auszudehnen?

Die im nächsten Kapitel präsentierte Analyse zeigt auf, dass die Irritationen, welche die NWT im Feld der Toxikologie hervorzurufen vermögen, weiter reichen als nur auf die Frage, inwiefern sich die Toxikologie zutraut, mit dem Neuigkeitswert von NWT umstrittenes Land zu besetzen. Der Verhandlungspunkt, ob Nano nun neu oder alt ist, tangiert nicht nur den Untersuchungsbereich der Toxikologie, sondern sie selbst in ihrem disziplinären Selbstverständnis.

Die Signifikanz ‚Nano' zu sein: Reflexionen über Leistung und Funktion

Die NWT führt bei Vertretern der Toxikologie zunächst zu reflexiven Einstellungen: über ihre Ausrichtung, ihren Auftrag, ihre verpassten Chancen und nicht zuletzt über ihre Beteiligung am Gesamtunternehmen der Wissenschaft.

> „Wir können nur negative Ergebnisse publizieren. Wenn wir einen positiven – sprich keinen Effekt finden – kann man das nicht publizieren. Das ist für die Gesellschaft positiv, weil wir rausfinden, dass die Substanzen nicht toxisch sind, aber es ist schlecht für den Wissenschaftler, da die Qualität von Wissenschaft am Output gemessen wird."

Solche Reflexionen zielen unserer Meinung nach nicht nur auf die gewöhnliche Einheitsbildung in der Wissenschaft ab. Vielmehr geht es in diesen Reflexionen um eine Neuorientierung und damit um die reflexiv zugänglich gemachte Identität einer Disziplin. In Anlehnung an Luhmann (1992) orientieren sich Reflexionen, sofern sie in einzelnen Disziplinen unternommen werden, an zwei Fixpunkten: Zum einen an den *Leistungen bzw. Aufträgen*, die eine *spezifische* Wissenschaft zu erbringen hat (Luhmann 1992, 635ff.). Im Falle der Toxikologie bedeutet dies, verwertbares Wissen darüber zu produzieren, welche Substanzen toxisch oder unbedenklich sind. Solches Wissen kann von der Wirtschaft oder der Wissenschaftspolitik gezielt aufgenommen und in die eigenen Entscheidungsgrundlagen eingebaut werden. Der zweite Orientierungspunkt ist durch die *Funktion* der jeweiligen Wissenschaft gegeben. Und diese Funktion ist für sämtliche Wissenschaften die gleiche, nämlich ‚neue Wahrheiten' zu produzieren.

Die Spezifik der Leistungen (hier: Toxizitätsbestimmungen) sowie die Universalität der Funktion (allgemein: innovative Forschung) bilden oft genug ein Spannungsverhältnis, was auch für die Toxikologie gilt: „Das ist für die *Gesellschaft positiv*, weil wir rausfinden, dass die Substanzen nicht toxisch sind, aber es ist *schlecht für den Wissenschaftler*, da die Qualität von Wissenschaft am Output gemessen wird" (Hervorhebung MK, MK). Dabei ist es gerade die von der Gesellschaft erwartete Leistungserfüllung, die in dieser Selbsteinschätzung als direkte Konkurrenz zur wissenschaftlichen Funktionserfüllung angesehen wird. Wohlgemerkt, solche Orientierungsschwierigkeiten zeigen sich auch in anderen Disziplinen. Für diejenigen jedoch, die einer gesellschaftlich induzierten Problemstellung nachkommen, wie der Ethik, der Toxikologie oder der Nachhaltigkeitsforschung, steht die Option, sich als ‚Grundlagenwissenschaft' zu positionieren, nur selten offen und damit auch die Möglichkeit, Auftragserwartungen die kalte Schulter zu zeigen.[11]

Genau diese Bestrebungen lassen sich nun aber in der Toxikologie im Kontext der NWT beobachten: Die Rede ist nicht mehr nur davon, eine „Sicherheitsstudie" etwa in *Science* oder *Nature* unterzubringen, sondern diejenige eines „Paradigmenwechsels", nämlich einer Verwissenschaftlichung im Sinne einer Positionierung der Toxikologie als innovativer, produktorientierter und nicht bloß begleitender oder regulierungsorientierter Disziplin. Laut der US-ameri-

---

[11] Unter ‚gesellschaftlich induzierter Problemstellung' verstehen wir eine wissenschaftspolitische Haltung, die eine ‚*Produktwertorientierung*' von Wissenschaft fordert (Böhme et al. 1973). Wissenschaft wird durch das politische Interesse an der Lösung spezifischer, gesellschaftlich induzierter und politisch definierter Probleme gesteuert, wie zum Beispiel ‚Krebs-, oder ‚Umweltforschung' (van den Daele & Weingart 1975; van den Daele & Weingart 1976).

kanischen Umwelttoxikologin Vicky Colvin kann dies über die Entwicklung von ‚biokompatiblen' Partikeln oder Materialien geschehen:[12]

> „Der Paradigmenwechsel sieht die Toxikologie tatsächlich nicht als Schrankenwärter, sondern als Informationszentrum, welches die Entwicklung von biokompatibleren Materialien ermöglicht." (Colvin nach Monastersky 2004)

Die Beteiligung an der Entwicklung von biokompatiblen Materialien wird demnach als Möglichkeit gesehen, die Toxikologie in eine Grundlagenwissenschaft zu transformieren. Dass ein solcher Transformationsprozess in traditionellen Prüfdisziplinen und -institutionen als erstrebenswert gilt, lässt sich an unterschiedlichsten Orten beobachten.[13]

Auch die Rede von potenziellen medizinischen Anwendungen wie Therapie zielt offensichtlich auf den neuen ‚wissenschaftlichen' Charakter der Toxikologie ab. Wohlgemerkt: bis anhin hat die Toxikologie geprüft, nicht kuriert:

> „Ein positiver Ansatz ist die Therapie. Dabei wollen wir herausfinden, wie ein Nanoteilchen gezielt kreiert werden kann, was es für Oberflächeneigenschaften haben muss, damit es im Organismus keine Reaktion hervorruft. Wenn ich ein solches Teilchen gefunden habe, kann ich das mit einem Medikament beladen oder mit Rezeptoren bestücken, damit es in die Zellen geht."

Kurzum:

> „Nano bietet ein enormes Potenzial für die Toxikologie. Wir können zum Beispiel biokompatible Partikel entwickeln."

---

[12] Die Entwicklung artifiziell hergestellter Stoffe, die in biologischen Systemen keine Irritationen auslösen, ist ein wichtiger Forschungszweig der Nanowissenschaften. Ziel dieses Forschungsbereiches ist die Entwicklung von mobilen Medikamentapplikationssystemen auf Nanopartikelebene. Ein Nanopartikel soll dabei als Transportsystem für ein Therapeutikum agieren, welches er dank seiner spezifischen Eigenschaften direkt an den Wirkort im Körper applizieren kann (Kreuter et al. 2002). Mit ihren aus in-vitro und in-vivo Studien generierten Erkenntnissen über spezifische Partikel-, Materialeigenschaften und -strukturen, hat sich die Toxikologie einen Wissensvorsprung erarbeitet, den sie für die Produktion von Materialien mit minimalen gesundheitlichen Effekten nutzen kann (vgl. Kurath & Maasen 2006a).

[13] So geraten gerade traditionelle Prüfwissenschaften oftmals durch die Einführung neuer Technologien unter Druck und sehen sich mit der Frage konfrontiert, ob sie angewandte Disziplinen bleiben wollen oder ob sie nicht die disziplinäre Offenheit, die sich im Kontext neuer Technologien situativ ergeben, für eine Neuorientierung Richtung Grundlagenforschung nutzen sollen (Merz 2008; Schüssler & Kehrt 2008).

Während diese Verwissenschaftlichungsbemühungen auf eine Transformation in Richtung Grundlagenwissenschaft hindeuten, darf nicht außer Acht gelassen werden, dass die Aushandlungen darüber, was an ‚Nano' mit Blick auf Nanopartikel neu ist, nur vor dem Hintergrund der Toxikologie als Begleitdisziplin zu begreifen sind. Aufgrund der Gleichzeitigkeit beider Reflexionen, d. h. zum einen jener, die die Toxikologie als Prüfdisziplin betreffen, zum anderen jener, die die Toxikologie als mögliche Grundlagenwissenschaft antizipieren, kann am ehesten von einer Entwicklung des „sowohl als auch" gesprochen werden: Als Prüf*disziplin* kann die Toxikologie so auf ihre reichen Erfahrungen hinweisen, die ihr gewissermaßen als *Nanowissenschaft* bei der Entwicklung von bioinerten Partikeln zugute kommen.

Im nachfolgenden Schlusskapitel werden wir diese Transformationsprozesse in der Toxikologie genauer ausleuchten, um anschließend die Beobachtungen über das Hervortreten neuer Technologien und ihre Auswirkungen auf wissenschaftliche Disziplinen auf einer allgemeineren Ebene zu betrachten.

III. Transformation durch Partizipation?

Toxikologie als Nanowissenschaft?

Die Delegation der Einschätzung von Risiken an die Toxikologie, führt dort zu Erwägungen, die Identität des Fachs im Spannungsfeld von Funktion und Leistungserbringung neu auszurichten. Die Erwägungen betreffen nicht so sehr die Risiken von Partikeln im Nanogrößenbereich, sondern vielmehr die Frage, ob die NT für die Entwicklung der Toxikologie als Disziplin eine Chance oder ein Risiko darstellt. Diese Verhandlungen zeichnen sich dabei durch zwei Tendenzen aus:

1. Einerseits wird erwogen, ob und wie sich die Toxikologie neuen spitzentechnologischen Entwicklungen zuwenden soll: Wie lassen sich Nanopartikel in die eigene Forschungstradition eingliedern? Die dabei beobachtete dominante Strategie deutet auf ein „expansives boundarywork" unter Beibehaltung der disziplinären Forschungstradition hin.

2. Andererseits stellen sich Fragen des disziplinären Selbstverständnisses, wieweit das Auftreten der NT die Möglichkeit eines Paradigmenwechsels bietet, von der distanziert analysierenden traditionellen Prüfwissenschaft

zu einer aktiven Partizipation an der nanowissenschaftlichen Forschung
als grundlagenorientierte Disziplin.

Wie wir argumentiert haben, wird dabei das Verhältnis zwischen der gesellschaftlichen Leistungserbringung – toxische Stoffe zu identifizieren – und dem wissenschaftlichen Aufgabenfeld – neue Wahrheiten (möglichst attraktiv) zu kommunizieren – einer kritischen Prüfung unterzogen. Pointiert kommt das wahrgenommene Missverhältnis in der Äußerung eines Toxikologen zum Ausdruck: *„das ist gut für die Gesellschaft, aber schlecht für uns als Wissenschaftler"*.

Aktuelle Versuche, dieses Dilemma zu beheben, deuten darauf hin, dass die Toxikologie damit experimentiert, sich ein grundlagenwissenschaftliches Disziplinverständnis zu verleihen, welches ihr erst durch das Hervortreten der NT ermöglicht worden ist. Denn hier kann sie ihre Erfahrungen als Prüfdisziplin für die wissenschaftliche Entwicklung von biokompatiblen Materialien zur Verfügung stellen.

Angesichts dieser Verwissenschaftlichung des toxikologischen Grundverständnisses kann die Frage, ob die Toxikologie selbst zum Feld der NWT gehört, gleichwohl nur ambivalent beantwortet werden. Zwar sieht sie letztere als Chance, sich aktiv einzubringen, möchte dabei aber gleichzeitig nicht darauf verzichten, ihre Tradition als Prüfwissenschaft ganz aufzugeben.

Wissenschaftliche Disziplinen vor der Herausforderung neuer Technologien

Wir meinen, dass der Fall der Toxikologie instruktiv für die rekursive Beziehung zwischen der Formierung der NWT, den damit verbundenen Abschätzungsbemühungen und dem bestehenden System wissenschaftlicher Disziplinen ist. Mit anderen Worten: Nur die jeweils spezifische Verhandlung von ‚Nano' durch einzelne Disziplinen, lässt Nanowissenschaft kondensieren oder emergieren. So lässt sich davon ausgehen, dass auch weitere wissenschaftliche Felder ihre Beteiligung an der NT als risikoreiche Chance begreifen, ohne dass sie jedoch auf ihre bisherigen Leistungen ganz verzichten möchten.

Dabei stellt sich auch die Frage, warum eine klassische Prüfdisziplin ausgerechnet die Partizipation an einer Spitzentechnologie wählt, um sich aus der Spannung zwischen Leistungsauftrag und Funktionserfüllung – *„gut für die Gesellschaft, schlecht für uns als Wissenschaftler"* – zu lösen bzw. sich zu verwissenschaftlichen. Es darf daher spekuliert werden, ob nicht die ‚Technologien' im

Gegensatz zu ‚Wissenschaften' heutzutage die Trennung zwischen Leistung und Funktion besser zu überbrücken vermögen.

Dafür spricht zum einen, dass Technologien im Gegensatz zu wissenschaftlichem Wissen nicht von einem Autoritätsverfall betroffen sind. „Technologien funktionieren auch in einer unbekannt bleibenden Welt, seien diese nun monokontextural oder polykontextural beschrieben. Sie funktionieren ohne jeden Abschlussgedanken, ohne métaécrit (Lyotard)" (Luhmann 1992, 632). Zum anderen fallen mit Blick auf Technologien Funktion und Leistung weitgehend zusammen. Denn die Bereitstellung neuer technischer Artefakte anstelle ‚neuer Wahrheiten' ist sowohl in der Wissenschaft selbst wie auch in anderen Bereichen der Gesellschaft anschlussfähig. Mit anderen Worten: *gut für die Gesellschaft und gut für uns als Wissenschaftler.*

Literatur

Arnall, Alexander Huw (2003): *Future technologies, today's choices. Nanotechnology, Artificial intelligence and Robotics: a technical, political and institutional map of emerging technologies.* Greenpeace Environmental Trust, London.

Bachmann, Andreas (2006): *Nanobiotechnologie: Eine ethische Auslegeordnung.* Eidgenössische Ethikkommission für die Biotechnologie im Ausserhumanbereich EKAH und Ariane Willemsen (Hg.), Beiträge zur Ethik und Biotechnologie, EKAH, Bern.

Böhme, Gernot; van den Daele, Wolfgang, Krohn, Wolfang (1973): „Die Finalisierung der Wissenschaft". In: *Zeitschrift für Soziologie*, 1973, 128-144.

Borzelleca, Joseph (1994): „History of Toxicology". In: Hayes, Wallace (Hg.): *Principles and Methods of Toxicology.* Raven Press, New York.

Claus, Frank; Lahl, Uwe (2006): „Synthetische Nanopartikel – Entwicklungschancen im Dialog". In: Bundesministerium für Umwelt, Naturschutz und Reaktorsicherheit (Hg.): *Diskussionsbeiträge Synthetische Nanopartikel.* Bonn, 1-3.

Drexler, Eric K. (1986): *Engines of Creation: The Coming Era of Nanotechnology.* Anchor Books, New York.

ETC Group (2003): *Green Goo: Nanotechnology Comes Alive!* Communiqué Jan./Feb. 2003, http://www.etcgroup.org/en/materials/publications.html?id=174 (Stand Sept. 2009)

European Commission (2004): *CORDIS: Nanotechnology Action Plan: Towards a European Strategy for Nanotechnology.* Affairs, Directorate General for Health and Consumer (Hg.), COM(2004) 338 final, Brussels.

Fleischer, Torsten; Decker, Markus; Ulrich, Fiedler (2004): „Grosse Aufmerksamkeit für kleine Welten – Nanotechnologie und ihre Folgen". In: (ITAS) Institut für Technikfolgenabschätzung und Systemanalyse (Hg.): *Technikfolgenabschätzung. Theorie und Praxis.* Forschungszentrum Karlsruhe in der Helmholtz-Gemeinschaft, Karlsruhe, 160.

Gaskell, George; Ten Eyck, Toby; Jackson, Jonathan; Veltri, Giuseppe (2004): „Public Attitudes to Nanotechnology in Europe and the United States". In: *Nature materials*, 3, 496.

Gieryn, Thomas (1995): „Boundaries of Science". In: Jasanoff, Sheila, Markle, Gerald E., Peterson, James C.; Pinch, Trevor (Hg.): *Handbook of Science and Technology Studies.* Sage Publications, Thousand Oaks, 393-443.

Grunwald, Armin (2004): „Ethische Aspekte der Nanotechnologie. Eine Felderkundung". In: *Technikfolgenabschätzung - Theorie und Praxis,* 13.

Hessenbruch, Arne (2004): „Nanotechnology and the Negotiation of Novelty". In: Baird, Davis; Nordmann, Alfred; Schummer, Joachim (Hg.): *Discovering the Nanoscale.* IOS Press, Amsterdam, 135-144.

Kahan, Dan M.; Slovic, Paul; Braman, Donald; Gastil, John; Cohen, Geoffrey L. (2007): *Affect, Values, and Nanotechnology Risk Perceptions: An Experimental Investigation*: Available at SSRN: http://ssrn.com/abstract=968652.

Kaiser, Mario; Kurath, Monika (2006): *Identity Work in Nanotechnology.* Discussion paper, presented at the workshop Elemente der Wissensproduktion: Medialitäten von Visionen, Narrativen und Bildern der Nanotechnologie of the DFG-project „Räume der medizinischen Mikro- und Nanotechnologie" November, 10-11 2006 TU-Darmstadt. Organized by Dr. Andreas Lösch (Institut für Soziologie, TU-Darmstadt), Basel.

Khushf, George (2004): „The Ethics of Nanotechnology. Vision and Values for a New Generation of Science and Engineering". In: *National Academies Press,* Washington D.C.

Kreuter, Jörg; Shamenkov, Dimitry; Petrov, Valery; Ramge, Peter; Cychutek, Klaus; Koch-Brandt, Claudia; Alyautdin, Renad (2002): „Apolipoprotein-medicated transport of nanoparticle-bound drugs across the blood-brain barrier". In: *Journal of Drug Targeting,* 10, 317-325.

Kreyling, Wolfgang G.; Semler-Behnke, Manuela; Möller, Winfried (2006): „Health implications of nanoparticles". In: *Journal of Nanoparticle Research,* 8, 543-562.

Kurath, Monika; Maasen, Sabine (2006a): „Disziplinäre Identitätsbildung neu gedacht: Toxikologie als Nanowissenschaft?" In: Nordmann, Alfred, Schummer, Joachim; Schwarz, Astrid (Hg.): *Nanotechnologien im Kontext: Philosophische, ethische und gesellschaftliche Perspektiven.* AKA, Berlin, 397-418.

Kurath, Monika; Maasen, Sabine (2006b): „Toxicology as a nanoscience? - Disciplinary identities reconsidered". In: *Particle and Fibre Toxicology,* 3, 6.

Laurent, Louis; Petit, Jean-Claude (2005): „Nanosciences and its Convergence with other Technologies. New Golden Age or Apocalypse?" In: *HYLE - International Journal for Philosophy of Chemistry,* 11, 45-76.

Luhmann, Niklas (1992): *Die Wissenschaft der Gesellschaft.* Suhrkamp, Frankfurt a.M.

Mac Naghten, Philipp; Kearnes, Matthew; Wynne, Brian (2005). „Nanotechnology, Governance and Public Deliberation: What Role for the Social Sciences". In: *Science Communications,* 21, 1-24.

Merz, Martina (2009): „Reinventing a Laboratory: Nanotechnology as a Resource for Organizational Change". In: Kaiser, Mario; Kurath, Monika; Maasen, Sabine; Rehmann-Sutter, Christoph (Hg.): *Governing Future Technologies: Nanotechnology and the Rise of an Assessment Regime.* Sociology of the Sciences Yearbook Vol. 27, Springer, Dordrecht.

Oberdörster, Günter; Oberdörster, Eva; Oberdörster, Jan (2005): „Nanotoxicology: An Emerging Discipline Evolving from Studies of Ultrafine Particles". In: *Environmental Health Perspectives,* 113, 823-839.

Paschen, Herbert; Coenen, Christopher; Fleischer, Torsten; Grünwald, Reinhard; Oertel, Dagmar; Revermann, Christoph (2004): *Nanotechnologie – Forschung, Entwicklung, Anwendung*. Springer, Berlin.

Royal Society (2004): *Nanoscience and nanotechnlogies: opportunities and uncertainties, RS Policy document*. Royal Society & Royal Academy of Engineering, London.

Schmid, Günter; Brune, Harald; Ernst, Holger; Grunwald, Armin; Grünwald, Werner; Hofmann, Heinrich; Krug, Harald; Janich, Peter; Mayor, Marcel; Rathgeber, Wolfgang; Simon, Ulrich; Vogel, Viola; Wyrwa, Daniel (2006): *Nanotechnology: Assessment and Perspectives*. Springer, Berlin.

Schüssler, Peter; Kehrt, Christian (2009): „Nanoscience is one hundred years old. The defensive appropriation of nanodiscourse within the discipline of crystallography". In: Kaiser, Mario; Kurath, Monika; Maasen, Sabine; Rehmann-Sutter, Christoph (Hg.): *Governing Future Technologies: Nanotechnology and the Rise of an Assessment Regime*. Sociology of the Sciences Yearbook Vol. 27, Springer, Dordrecht.

Service, Robert (2004): NANOTOXICOLOGY: „Nanotechnology Grows Up". In: *Science*, 304, 1732-1734.

SwissRe (2004): „Nanotechnology. Small matter, many unknows". In: *Risk perception*. Swiss Reinsurance Company (SwissRe), Zurich.

Taniguchi, Norio (1974): „On the Basic Concept of 'Nano-Technology'". In: *Bulletin of the Japan Society of Precision Engineering*, 18-23.

van den Daele, Wolfgang; Weingart, Peter (1975): „Resistenz und Rezeptivität der Wissenschaft – zu Entstehungsbedingungen neuer Disziplinen durch wissenschaftspolitische Steuerung. In: *Zeitschrift für Soziologie*, 4, 146 ff.

van den Daele, Wolfgang; Weingart, Peter (1976): „Resistance and receptivity of science to external direction: the emergence of new disciplines under the impact of science policy". In: Lemaine, Gerard; Vacleod, Roy; Mulkay, Michael; Weingart, Peter (Hg.): *Perspectives on the emergence of scientific disciplines*. Mouton, Paris, 247-276.

Petra Lucht

Populärkultur und Wissenschaft: Spiel ohne Grenzen? Symptomatische Diskurslektüren zu Nanotechnologie und Sciencefiction

Am Anfang der Etablierung neuer naturwissenschaftlich-technischer Gebiete stehen vielfältige Versprechungen zu deren zukünftigen Möglichkeiten, die von einem erweiterten Verständnis der Natur über potenzielle technologische Anwendungen bis hin zur Veränderung des Selbstverständnisses des Menschen reichen. Diese Szenarien einer Gesellschaft muten nicht selten wie Visionen aus Sciencefiction-Romanen oder -Filmen an: Sie eröffnen in der Gegenwart eine fiktionale Vorstellung von der Zukunft, in der das gegenwärtig noch Unmögliche möglich geworden erscheint. Beispiele aus der Vergangenheit sind Sciencefiction[1] zur Raketenentwicklung für den Weltraum, die Vorstellung eines durch das Internet aufgespannten virtuellen Raums, dessen literarischer Ursprung dem Sciencefiction-Roman *Neuromancer* von William Gibson (1984) zugeschrieben wird[2] oder auch das Klonen von Organismen, das u. a. mittels des Spielfilms *Jurassic Parc* (1993) von Steven Spielberg täuschend echt inszeniert wurde. In medialen Debatten um diese Szenarien wiederum wird konsequenterweise nach dem Für und Wider, nach den Grenzen zwischen Fakt und Fiktion, zwischen Wirklichkeit und Imagination, zwischen realisierbaren Anwendungen und Hybris gefragt. Auch im Zuge der Etablierung der Nanotechnologie[3] wurden und werden Sciencefiction-Szenarien in der Öffentlichkeit und in wissenschaftlichen Fachkreisen diskutiert. In den sich in den 1990er Jahren verdichtenden Debatten um Nanotechnologie wurde – in Anlehnung an das Buch *Engines of Creation* (Drexler 1986) – zunächst das folgende Szenario diskutiert: Mithilfe von Nanotechnologie könnten sich selbst reproduzierende Na-

---

[1] Zu Begriff und Historie von Sciencefiction vgl. Fußnote 13.
[2] So ist der Begriff ‚Cyberspace' diesem Roman von Gibson entlehnt.
[3] Zu den verschiedenen Begriffsfassungen der Nanotechnologie vgl. auch die Einleitung bzw. die Beiträge in diesem Band.

nomaschinen (‚assembler') in nanoskaligen Größenordnungen[4] entwickelt werden, die als grauer Schleim (‚grey goo') die Erde überziehen und damit Mensch und Natur zerstören.[5]

In meinem Beitrag[6] frage ich nicht danach, wo die Grenzen zwischen Fakt und Fiktion, zwischen Realisierbarkeit und Hybris – in diesem Falle also zwischen Nanotechnologie und Nano-Sciencefiction verlaufen. Vielmehr untersuche ich anhand des Beispiels Nanotechnologie, welche *Funktionen* die Grenzen bzw. Grenzziehungen erfüllen, die in unterschiedlich gelagerten Diskursen zwischen Wissenschaft und Populärkultur etabliert wurden und werden.[7] Im Anschluss an die Ergebnisse existierender Studien zu Sciencefiction-Rekursen in Nanotechnologie-Diskursen formuliere ich im ersten Abschnitt die Prämissen meiner Untersuchung, erläutere dann mein methodisches Vorgehen der ‚Symptomatischen Diskurslektüre' und stelle im dritten Abschnitt drei exemplarische Diskurslektüren vor, um die unterschiedlichen Funktionen von Grenzziehungen zwischen Wissenschaft und Populärkultur aufzuzeigen.

I.   Studien zu Sciencefiction und Nanotechnologie-Diskursen

Rekurse auf Sciencefiction-Topoi[8] in naturwissenschaftlich-technisch gelagerten Diskursen erfahren in der Wissenschafts- und Technikforschung jüngst eine er-

---

[4]   Ein Nanometer misst 10^{-9} m. Bezeichnungen der „Nanowelt" als „Zwergenreich" rühren daher, dass ‚nano' im Griechischen auch „Zwerg" heißt.

[5]   Zu den Drexler'schen Visionen im Bereich der Nanotechnologie vgl. auch Schaper-Rinkel und Erlemann (Beiträge in diesem Band) sowie für die weiteren medialen Debatten um diese Fußnote 23. In einer Textanalyse hat meine Mitarbeiterin Nicole Donath herausgearbeitet, dass das Drexler'sche Buch im engeren Sinne zwar nicht dem Sciencefiction-Genre zugeordnet werden kann, dass es aber durch das Zitieren von Sciencefiction-Autoren und -Romanen im Vorwort implizit in die Tradition von Sciencefiction eingeordnet wird.

[6]   Eine frühe Fassung dieses Beitrags wurde auf einem Workshop an der Technischen Universität Darmstadt (Lucht 2006), die Ergebnisse zur Funktionalität von Grenzziehungen auf verschiedenen Tagungen in den Jahren 2007–2009 diskutiert. Martina Erlemann danke ich herzlich und außerordentlich für ihre inhaltlichen und redaktionellen Kommentare und Anregungen sowie insbesondere dafür, dass sie mich beharrlich dazu motiviert hat, diesen Text fertig zu stellen. Nicole Donath und Esther Ruiz Ben haben kontinuierlich zur Präzisierung von Text und Begriffen angeregt.

[7]   In der Konsequenz fasse ich den Begriff Nanotechnologie aufgrund des diskursanalytischen Vorgehens heuristisch, das heißt anhand von Bedeutungszuschreibungen zu diesem Begriff, wie sie in den von mir untersuchten Diskursen auffindbar sind.

[8]   Zum Begriff Sciencefiction-Topos vgl. Fußnote 13.

höhte Aufmerksamkeit.[9] Einschlägige Studien zeigen für Nanotechnologie-Diskurse auf, dass Bezüge zu Sciencefiction hier häufig vorkommen. So wurde mittels Medienanalysen herausgestellt, dass Sciencefiction gängigerweise zu den „Rahmungen" für die Berichterstattung über Nanotechnologie zählt.[10] Auch NaturwissenschaftlerInnen und nationalstaatliche Regierungen greifen in ihren Darstellungen der Nanotechnologie auf Sciencefiction-Topoi zurück, um Visionen zu den zukünftigen Möglichkeiten dieses Feldes zu vermitteln.[11] Die Bewertung und der wissenschaftliche Umgang mit der Integration von Sciencefiction-Bezügen in wissenschaftliche, populärwissenschaftliche und öffentliche Diskurse mündet in den meisten Studien in Skepsis gegenüber Sciencefiction-Szenarien und in eine damit einhergehende Zweiteilung in Wirklichkeit einerseits – stellvertreten durch Wissenschaft – und in Fiktion andererseits – stellvertreten durch Sciencefiction.[12] Den umgekehrten Weg wählt u. a. Milburn (2004): Er lotet essayistisch und theoretisch aus, inwiefern wir uns in eine posthumane Zu-

---

[9] Der Blick in einschlägige Handbücher der Wissenschafts- und Technikforschung (Jasanoff et al. 1995, Hackett et al. 2007) zeigt, dass eine systematische Untersuchung bzw. Berücksichtigung von Sciencefiction in naturwissenschaftlich-technischen Diskursen bislang nur in Ansätzen erfolgt ist. Somit hat sich an der Einschätzung Lewensteins (1995) Mitte der 1990er Jahre, dass Sciencefiction im Gegensatz zu Zeitungen und Zeitschriften zu den sehr selten untersuchten Kontexten gehöre, in denen „naturwissenschaftliche Vorstellungen der Öffentlichkeit präsentiert" würden, bislang wenig geändert.

[10] Vgl. Grobe et al. 2005, Anderson et al. 2005, Stephens 2005.

[11] Vgl. auch Schaper-Rinkel 2006a u. 2006b, Lopéz 2004, Lösch 2007 und Paschen et al. 2004.

[12] So konstatieren bspw. Grobe et al. (2005, 3), dass die Berichterstattung über Risiken in der deutschsprachigen Tagespresse in den Jahren 2001/2002 über „Science-Fiction-Szenarien der unkontrollierten Vermehrung von Winzigrobotern" mittlerweile einer Diskussion über reale Risiken und Potenziale gewichen sei. Lopéz (2004) bewertet die Brückenfunktion von Sciencefiction zwischen realisierten und imaginierten Möglichkeiten der Nanotechnologie als Problem, das ethische Debatten über Nanotechnologie erschwere, da hier technologischer Determinismus zu einer vorweggenommenen positiven Bewertung von Visionen zur Nanotechnologie führe. Und obwohl in einer Studie zur Technikfolgenabschätzung den Bezügen auf das Sciencefiction-Genre in Nanotechnologie-Diskursen eine große Bedeutung zugemessen wird, die beispielsweise auch den Effekt hätten, dass das Bild der Nanotechnologie in der Öffentlichkeit „weniger von konkreten Anwendungen [...] als von utopisch anmutenden visionären Diskursen" geprägt sei (Paschen et al. 2004, V), sollten aber Diskurse trotzdem nicht Gegenstand der Technikfolgenabschätzung sein. Vielmehr sollte realisierte Forschung und Entwicklung auf ihre Risiken hin bewertet werden (Paschen et al. ebd.). Für Bensaude-Vincent (2004) sind die Debatten um Grenzen zwischen Nano-Sciencefiction und Nanotechnologie und -wissenschaft Anzeichen für zwei verschiedene Wissenschaftskulturen.

kunft bewegten, würden die Drexler'schen Visionen der Nanotechnologie Wirklichkeit. Hingegen stellt bspw. Lösch (2006a, 2000b und Beitrag in diesem Band) heraus, dass sich die Bewertungen von Visionen zur Nanotechnologie hinsichtlich deren Umsetzbarkeit im Laufe der Zeit in wissenschaftlichen, wirtschaftlichen und massenmedialen Diskursen verändern.

Meine im folgenden Abschnitt dargelegte Analyse zur Integration von Sciencefiction-Topoi in öffentliche, populärwissenschaftliche und fachwissenschaftliche Diskurse zur Nanotechnologie geht von folgenden Prämissen aus: Erstens ist die Diskussion von dem Sciencefiction zugerechneten Visionen der Nanotechnologie in den ihr zugehörigen, unterschiedlich gelagerten Diskursen historisch nicht neu. Die Etablierung neuer naturwissenschaftlich-technischer Gebiete ist spätestens seit dem 20. Jahrhundert zugleich auch immer von fiktionalen Bearbeitungen der damit einhergehenden Versprechungen über neue, grenzüberschreitende Möglichkeiten wissenschaftlichen Fortschritts und eine damit einhergehende Modernisierung von Gesellschaft begleitet gewesen.[13] Es ist also zu erwarten, dass Nanotechnologie-Diskurse mit Sciencefiction-Topoi durchsetzt sind. Zweitens kann nicht von einer Abnahme oder gar einem Verschwinden von Rekursen auf Nano-Sciencefiction in fach- und semiwissenschaftlichen Diskursen ausgegangen werden, denn nach wie vor sind diese in medialen und politischen Nanotechnologie-Diskursen auffindbar.[14]

---

[13] Historisch hat das Sciencefiction-Genre seine Wurzeln im 19. Jahrhundert (vgl. Dictionary, M. W. s. C. 1993), der *Begriff* Sciencefiction wurde in den 1920er Jahren als solcher geprägt und in der Folge im 20. Jahrhundert zu einem weit verbreiteten Genre. Frühere Publikationen, wie beispielsweise Mary Shelleys *Frankenstein* von 1818/1831 oder Romane von Herbert G. Wells um die Wende zum 20. Jahrhundert, wie bspw. *Die Zeitmaschine* (1895), wurden dann retrospektiv dem Genre zugeschrieben. Für Sciencefiction kann eine eigene Genre-Geschichte[0] verfasst werden, die sich wahlweise an unterschiedlichen Medien, historischen Perioden, Autoren, Ländern oder auch Topoi orientiert (vgl. u. a. Clute u. Nicholls 1993). An einem Zitat von einer oder mehreren dieser Kategorien lässt sich ein Sciencefiction als solcher dann – in zirkulärer Begriffsfassung – dem Genre wiederum zuordnen. Zu den Topoi von Sciencefiction gehören unter anderem „Kontakt der Menschheit mit fremden Wesen", „Entdeckungsreisen durch die Galaxis", „Gegenwelt, Parallelwelt und Alternativwelt", „Zeitreise, Zeitverschiebung und Zeitmaschinen" (vgl. bspw. Schröder 1998). Für Ergänzungen zur einschlägigen Sciencefiction-Historie vgl. z. B. Steinmüller und Steinmüller (1998) zu Sciencefiction der DDR oder auch Mayerhofer (2002) zu feministischen Sciencefiction.

[14] Dies zeigt der kursorische Blick in Tages- und Wochenpresse, in Broschüren des BMBF zur Nanotechnologie (BMBF 2004, 2006) wie auch in die populärwissenschaftliche Literatur zur Nanotechnologie (etwa Boeing 2004).

Neu am Umgang mit Sciencefiction ist im Falle der Nanotechnologien aber drittens möglicherweise die erhöhte Aufmerksamkeit, die diese in der Wissenschafts- und Technikforschung erfährt.[15] Last but not least bewerte ich die Integration von Sciencefiction-Elementen in Diskurse zur Nanotechnologie durch die fachwissenschaftliche Community vor allem aber als spielerisch und antizipatorisch. Dieser Umgang mit dem Genre und dessen Bewertung durch NaturwissenschaftlerInnen zeigten sich in meiner Studie zur Physik (Lucht 2004): Angehende NaturwissenschaftlerInnen schätzten die Rezeption von Sciencefiction-Literatur und -Filmen erstens als förderlich für ihre eigene Studienmotivation und Studienfachwahl ein, die Bezugnahme auf Metaphern und visualisierte Vorstellungen aus dem Sciencefiction-Genre wurde zweitens als Möglichkeit zur Kommunikation über fachwissenschaftliche Inhalte herangezogen und drittens schließlich wurde zukünftige Forschung und Entwicklung in Bezug auf Visionen aus dem Sciencefiction antizipiert. Diese drei Perspektiven von NaturwissenschaftlerInnen hebt auch Bainbridge (2007) speziell für die Bedeutung von Sciencefiction für die Nanotechnologie hervor.

II. ‚Boundary Work' und ‚Symptomatische Diskurslektüre'

Wenn Grenzziehungen zwischen Populärkultur und Wissenschaft als changierende argumentative Fäden im ‚seamless web'[16] von Wissenschaft und Gesell-

---

[15] Diese erhöhte Aufmerksamkeit könnte durch die fortwährende Präsenz in den unterschiedlichen Diskursen erklärt werden, die mit dem zunehmenden Einsatz von Informations- und Kommunikationstechnologien zur Popularisierung von Naturwissenschaft und Technik im Zusammenhang stehen (Diskussion mit Esther Ruiz Ben). Für Serres (2005) ist Sciencefiction zum „unavoidable double – Doppelgänger – of Modern Science" geworden, Lopéz (2004) sieht mögliche Brückenfunktionen von Sciencefiction für die Realisierung wissenschaftlicher Visionen, Hayles (2004) wertet Sciencefiction als das ‚Andere' der Wissenschaft, Weigel (2004) versteht Sciencefiction als Gedankenexperiment, Felt (Beitrag in diesem Band) vergleicht Sciencefiction mit den Fäden des ‚seamless web' (Hughes 1986), in dem Wissenschaft und Gesellschaft miteinander verwebt werden. Haraway (1991, 1997) hingegen gibt in ihren Arbeiten eine analytische Distanz zu Sciencefiction-Topoi teilweise auf. Sie verfolgt das Anliegen, mit Begriffsanleihen aus dem Sciencefiction-Genre dichotome Konzepte des abendländisch geprägten Denkens vor dem Hintergrund jüngster Entwicklungen der neuzeitlichen Natur- und Technikwissenschaften ironisierend zu unterlaufen. Berühmt geworden hierfür ist ihre Erzählfigur der dreifach changierenden, hybriden Cyborg als Stellvertreterin für Entgrenzungen von Tier und Mensch, Maschine und Organismus, Physischem und Nicht-Physischem.

[16] Vgl. Fußnote 15.

schaft vorgestellt werden, so bietet der Blick auf dieses Gewebe den an den Diskursen zum jeweiligen Feld beteiligten Akteurinnen und Akteuren immer wieder erneuten Anlass, ‚Boundary Work' – Grenzziehungsarbeit – im Gieryn'schen Sinne zur Unterscheidung von Wissenschaft und Nicht-Wissenschaft zu leisten. Im Folgenden untersuche ich diskursive Ausschließungen, Expansionen und Stabilisierungen der Nanotechnologie und -wissenschaft. Für diese Analyse folge ich zunächst der Unterscheidung von Gieryn (1999, 1ff.) in drei verschiedene Episoden bzw. Formen von ‚Boundary Work', die in meiner Untersuchung von Nanotechnologie-Diskursen in einen systematischen Zusammenhang mit wiederkehrenden rhetorischen Figuren gestellt werden können, die Wissenschaft und Sciencefiction aufeinander beziehen (vgl. Abschnitt III). Der Gieryn'sche Ansatz ist ein akteurszentrierter Ansatz, mit dem Debatten untersucht werden, in denen Naturwissenschaftler als Kontrahenten auftreten. In Erweiterung dieses Ansatzes verstehe ich Grenzziehungsarbeit aber als ein Phänomen, das nicht nur von den Akteurinnen und Akteuren, sondern auch von den jeweiligen Regeln verschiedener Diskurse mitbestimmt wird. Dies zeigt sich daran, dass die gleichen Autoren – ‚Autoren' hier verstanden als ‚Diskurs-Akteure' – in unterschiedlich gelagerten Diskursen auch unterschiedliche Formen von ‚Boundary Work' vertreten. So differieren die auffindbaren Positionen eines Akteurs beispielsweise innerhalb einer Debatte um den wissenschaftlichen Gehalt von Sciencefiction-Visionen in populärwissenschaftlichen Kontexten gegenüber denen in fachwissenschaftlichen Veröffentlichungen oder aber die Positionierung von Akteuren verändert sich im Laufe der Zeit.[17] Da Akteure und Akteurinnen erst im Diskurs als solche hervortreten können, verwende ich hier den Begriff ‚Diskurs-Akteure'. Meine folgende Analyse ist daher in methodisch-theoretischer Hinsicht so zu lesen, dass sie sich im Spannungsfeld zwischen akteurszentrierten und diskursorientierten Perspektiven bewegt. Den Begriff der ‚symptomatischen Lektüre' (Althusser und Balibar 1972) in der Interpretation von Maier (2007) aufgreifend[18] erweitere ich die akteursorientierte Theorie-Per-

---

[17] Zu berücksichtigen ist weiterhin, dass abgedruckte Texte in Zeitungen, populärwissenschaftlichen Magazinen und last but not least auch in fachwissenschaftlichen Zeitschriften nicht nur vom genannten Autor, sondern von weiteren Personen in unterschiedlichem Ausmaß verändert, ja z. T. sogar in Teilen geschrieben werden. In der vorliegenden Untersuchung sind Beispiele hierfür die Positionierungen des Chemikers George Whitesides oder die Eric Drexlers in Nanotechnologie-Diskursen (vgl. Abschnitt III).

[18] Symptomatisch sind diese Lektüren insofern, als Althusser in Anlehnung an Freud das Symptom nicht einfach als Verdrängtes versteht, sondern als „Wiederkehr des Verdräng-

spektive Gieryns zu einer diskursanalytischen, den Althusser'schen Begriff ‚symptomatische Lektüre' im Hinblick auf Diskursanalysen zum Begriff ‚Symptomatische *Diskurs*lektüre' verschiebend. Dies ist dem Ergebnis geschuldet, dass erst das vergleichende Lesen von unterschiedlich gelagerten Diskursen bezogen auf ähnliche Topoi und Begriffsbildungen zum Verständnis von Argumentationsstrukturen führt, die Verwobenheiten von Wissenschaft mit Sciencefiction bestimmen. Es sind also nicht allein die explizit lesbaren Argumente und Grenzziehungen im Gieryn'schen Sinne, sondern gleichermaßen auch die mit expliziten Grenzziehungen einhergehenden impliziten Auslassungen, die in anders gelagerten Diskursen wiederum als explizite Argumentationsstrukturen auftauchen. Dies zeige ich im folgenden Abschnitt exemplarisch auf.

III.   Symptomatische Diskurslektüren

Diskurslektüre I: Ausschließung von Sciencefiction aus der Wissenschaft

Die Blickrichtung auf das ‚seamless web' von Wissenschaft und Gesellschaft, die ich als erste einnehmen möchte, ist die, Gegenüberstellungen von Wissenschaft einerseits und Sciencefiction andererseits zu betrachten. Im Gieryn'schen Sinne werden hier Grenzkriterien etabliert, mit denen Wissenschaft von Nicht-Wissenschaft unterschieden wird. Die zugehörige Form der Grenzziehungsarbeit geht mit der Ausschließung unwissenschaftlicher und damit Sciencefiction zugehörigen Konzepten (‚Expulsion') sowie mit dem Ausgrenzen zugehöriger Diskurs-Akteure einher. Letzteren wird bzw. soll keine Glaubwürdigkeit in Bezug auf die Naturwissenschaften geschenkt werden. Sciencefiction steht hier stellvertretend für Nicht-Wissenschaft.

Für Nanotechnologie-Diskurse war die sogenannte Bill-Joy-Debatte eine solche Episode der Ausschließung. Im Jahr 2000 publizierte das Magazin *Wired* einen Beitrag des Computer-Experten Bill Joy[19] mit dem Titel „*Why the future doesn't need us. Our most powerful 21st-century technologies – robotics, genetic engineering, and nanotech – are threatening to make humans an endan-*

---

ten" durch Verschiebung, Verdichtung etc. Das Nicht-Gesagte im Text wird erst mit Bezug auf weitere Texte als eine (mit-)konstituierende Struktur sichtbar (vgl. Maier 2007, 58ff.).

[19] Bill Joy ist Mitbegründer der Software-Firma Sun Microsystems und bis 2003 einer der führenden Wissenschaftler der Firma gewesen.

gered species".[20] Joy spricht in diesem Artikel eine Warnung vor den Risiken aus, die neue Technologien – insbesondere Genetik, Nanotechnologie und Robotik – mit sich bringen könnten. Er greift dabei die Visionen Eric Drexlers auf.[21] Anlässlich dieses Beitrags entzündete sich in den Medien eine weitgehende Debatte um Gefahren und Nutzen der Nanotechnologien. Verschiedenste Akteure aus Wissenschaft, Politik und Medien waren darin involviert. Im bundesdeutschen Kontext wurde diese Debatte maßgeblich im Feuilleton der Frankfurter Allgemeinen Zeitung (FAZ) vorangetrieben.[22] Die Joy-Debatte zeigt, wie das Feld der Nanotechnologie diskursiv als ein naturwissenschaftlich-technisches Feld stabilisiert worden ist, da diese Debatte dazu beigetragen hat, dass die Möglichkeiten und Grenzen dieses Gebiets erörtert wurden.[23]

Ein weiteres Beispiel für eine maßgebliche Kontroverse um die Nanotechnologie, die zur Ausschließung der Drexler'schen Visionen aus dem wissenschaftlichen Diskurs beigetragen hat, ist in einem Schwerpunktheft der populärwissenschaftlichen Zeitschrift *Scientific American* aus 2001 aufzufinden. Hier wurden ebenfalls die Drexler'schen Visionen auf ihren wissenschaftlichen Gehalt hin diskutiert. Der Chemiker George Whitesides (Whitesides u. Love 2001) setzte sich dort mit den Drexler'schen Visionen zu ‚assemblern' kritisch auseinander. Er bezeichnet zwar einerseits die Drexler'schen ‚assembler' als „Metaphern", als Fiktion, hält aber zugleich am Begriff der molekularen Maschinen fest – diese selbst als Metaphern für die wissenschaftliche Erklärung von Naturphänomenen verwendend. Whitesides' Argumentation ist an dieser Stelle eben-

---

[20] Vgl. bspw. Grobe at al. (2005).

[21] Joy bezieht sich hier auf die zwei Buchpublikationen von Eric Drexler (1986, 1992), die für die Etablierung der Nanotechnologie bedeutsam geworden sind. Diese resümierend, fasst Joy die Drexler'schen Visionen zur Nanotechnologie wie folgt zusammen: Drexler definiere Nanotechnologie im ersten Schritt als die Möglichkeit, Materie so manipulieren zu können, dass sie auf atomarer Ebene, also quasi Atom für Atom, neu strukturiert werden könne. Mit dieser Vision geht eine zweite einher, nämlich die, Maschinen in Größenordnung von Nanometern, also 10^{-9} m, herstellen zu können, die wiederum die kostengünstige Produktion weiterer Produkte wie z. B. Solarzellen, Heilmittel für Krebs, Taschencomputer etc. ermöglichen können. Diese Maschinen bezeichnet Drexler als sogenannte ‚assembler' – im Titel seines Buches aber bezeichnenderweise auch als ‚engines of creation' – Schöpfungsmaschinen. Sowohl den Nutzen, insbesondere aber die Gefahren sieht Joy darin, dass diesen Nanomaschinen im dritten Schritt zusätzlich zugeschrieben wird, dass sie die Fähigkeit zur von Menschen nicht mehr kontrollierbaren Selbstreplikation (‚self-replication') besäßen.

[22] Im bundesdeutschen Kontext erschien der übersetzte Artikel in der FAZ, vgl. Joy, B. (2000b).

[23] Vgl. bspw. Grobe et al. (2005).

falls als ‚Boundary Work' im Sinne einer Ausschließung bei gleichzeitiger Abschließung des wissenschaftlichen Begriffsrepertoires zu werten: Einerseits wird die Drexler'sche Bedeutung von ‚assemblern' ins Reich der Sprache und Metaphern verschoben, also in Sphären außerhalb der Fachwissenschaft, zugleich analogisiert Whitesides Naturphänomene, die wissenschaftlich etabliert und auf molekularer Ebene angesiedelt sind, mit der Maschinenmetapher. Whitesides schließt also einerseits diskursiv an die Drexler'schen Visionen an, ist aber bestrebt, sie vom unwissenschaftlichen Gehalt zu „reinigen" und betreibt in diesem Sinne ‚Boundary Work' in Form von – zumindest teilweiser – Ausschließung.

In diesem Abschnitt wurde gezeigt, dass die Drexler'schen Vorstellungen von ‚assemblern' im Zuge der diskursiven Etablierung der Nanotechnologie insbesondere in der ersten Jahren nach der Wende zum 21. Jahrhundert aus fachwissenschaftlichen Diskursen ausgeschlossen wurden. Diese Form von ‚Boundary Work', nämlich mediale Debatten um die „Reinigung" dieser Begriffe von ihren unwissenschaftlichen Bedeutungen zu führen, trägt dazu bei, dass diese Begriffe auch in fachwissenschaftlichen Diskursen eine erhöhte Aufmerksamkeit erfahren.

Sciencefiction übernimmt in diesen Beispielen die Funktion eines Trojanischen Pferds: Existierende Visionen aus Naturwissenschaft und Technik werden in Form von Sciencefiction-Szenarien zur Debatte gestellt. Damit sind erste Möglichkeiten für eine antizipative Dissipation[24] der vermittelten Konzepte in Diskursen zu Naturwissenschaft und Technik geschaffen. Da das Sciencefiction-Genre jedoch als unwissenschaftlich – eben fiktiv – gilt, bleibt zunächst offen, ob und inwieweit diese Visionen in naher oder ferner Zukunft realisierbar sein könnten. Nichtsdestotrotz sind diese mit naturwissenschaftlich-technischer Forschung und Entwicklung assoziierten Visionen quasi dann schon „mittendrin" – eingehegt als Fiktion – und können so nichtsdestotrotz ihre Wirkung in wissenschaftlichen wie massenmedialen Diskursen entfalten.

Diskurslektüre II: Expansionen der Wissenschaft mittels Sciencefiction

Im Unterschied zu den Markierungen von Sciencefiction-Topoi als Nicht-Wissenschaft und den damit einhergehenden Ausschließungen dieser Konzepte aus der Wissenschaft bestehen in anders gelagerten Diskursen kaum Berüh-

---

[24] Für das Konzept der ‚Antizipativen Dissipation' in Bezug auf das Sciencefiction-Genre vgl. Flessner (2000).

rungsängste mit dem Sciencefiction-Genre. Ein wenig überraschend, aber doch recht durchgängig, rekurrieren beispielsweise Raumfahrtbehörden auf als Sciencefiction markierte Szenarien, wenn es um die Entwicklung neuer Technologien geht. Hier werden Visionen für aktuelle, vor allem aber für zukünftig zu erwartende Ergebnisse von Forschung und Technologieentwicklung mit bereits etablierten Sciencefiction-Szenarien als identisch gesetzt. Bezogen auf das Konzept der ‚Boundary Work' kann hier gezeigt werden, dass mit der diskursiven *Gleichsetzung* von Sciencefiction mit Wissenschaft eine *Expansion* von Wissenschaft in bislang als nicht der Wissenschaft und Technologie zugehörige Bereiche verknüpft wird. Es soll so eine positive Erwartungshaltung für zukünftige Forschung und Entwicklung erzeugt werden. Im Folgenden führe ich hierfür beispielhaft Presseerklärungen der US-amerikanischen Raumfahrtbehörde NASA sowie einen Sciencefiction-Wettbewerb der europäischen Raumfahrtbehörde ESA an.

Die NASA[25]: Nano-Chirurgen im Weltall

Auf ihrer Homepage stellte die NASA im Jahr 2002 ein Forschungsprojekt mit dem Titel „Die Reise der Nano-Chirurgen" (Barry 2002) vor. Bereits im allerersten Satz der Beschreibung des Projekts wird auf einen bekannten Topos aus dem Sciencefiction-Genre rekurriert, nämlich einer Reise per U-Boot durch menschliche Blutbahnen:

> „Es ist wie eine Szene aus dem Film ‚Fantastic Voyage'. Ein winziges Schiff – viel kleiner als eine menschliche Zelle – purzelt durch den Blutstrom eines Patienten, kranke Zellen jagend und ihre Membranen penetrierend, um präzise Dosierungen von Medizin abzuliefern. Aber dies ist nicht Hollywood. Dies ist reale Wissenschaft."[26]

Die LeserInnen werden von der NASA nicht im Zweifel über die Herkunft dieses Zitats gelassen. Ganz am Schluss der Internetseite wird nochmals explizit der Hinweis gegeben, dass dieser einleitende Satz auf den Film *Fantastic Voyage* (1966) verweise, der auf dem gleichnamigen Buch des Sciencefiction-Autors

---

[25] Abkürzung für die US-amerikanische Raumfahrtbehörde „National Aeronautics and Space Administration".
[26] Barry 2002, Übersetzung P. L.

Isaac Asimov basiere.[27] Anfang und Ende dieser Headlines von NASA sind also explizit durch Zitate aus dem Sciencefiction-Genre markiert. In der oben zitierten Textpassage wird die Vision für Forschung und Entwicklung in der Nanotechnologie aus dem Sciencefiction-Genre bezogen und zugleich konstatiert, dass das zugehörige von der NASA geförderte Forschungsprojekt „nicht Hollywood" sei, sondern „reale Wissenschaft". Ziel sei es, so die NASA, die entwickelten Geräte für den gezielten Medikamententransport einzusetzen. Aber dies ist nicht das einzige Ziel. Der Text kehrt schon kurz nach der Einleitung und der Abgrenzung von „Hollywood" zum Sciencefiction-Genre zurück:

> „WissenschaftlerInnen, die eine staatliche Förderung von der NASA erhielten, haben begonnen, dieses futuristische Szenario in die Realität umzusetzen. Falls dies erfolgreich sein sollte, könnten die ‚Schiffe', die von diesen WissenschaftlerInnen entwickelt wurden – Nanopartikel oder Nanokapseln genannt –, dazu beitragen, eine weitere Sciencefiction-Geschichte wahr werden zu lassen: die menschliche Erkundung des Mars oder das langfristige Bewohnen des Weltraums."[28]

Der Text wird mit einem Bild[29] illustriert, das den Einsatz eines „Nano-Chirurgen" in einer Blutbahn illustrieren soll. Zusammen vermitteln Text und Bild einen fiktiven Blick ins Innere des menschlichen Körpers. Die Verknüpfung des Sciencefiction *Fantastic Voyage* mit dem Blick ins Körperinnere im Zusammenhang mit der Weiterentwicklung medizinischer Forschung ist nicht neu. So hat bspw. van Dijck (2001) dieses Sciencefiction-Topos im Hinblick auf die damit verbundene Motivation für die Entwicklung endoskopischer Geräte in der Medizin untersucht.

---

[27] Es war jedoch umgekehrt: Isaac Asimov schrieb aufgrund der Novelle und des Drehbuchs für den Film seinen Roman, der vor dem Film erschien, aber eine Auftragsarbeit der Filmgesellschaft war (vgl. Wikipedia-Eintrag zu Fantastic Voyage, 2010).

[28] Barry 2002, Übersetzung P. L.

[29] Dieses Bild lässt sich dem Typus ‚Mini-U-Boot' zuordnen. Für eine Analyse der medialen Vermittlung der Nanotechnologie mithilfe eines solchen Bildes und zugehöriger Texte vgl. auch Lösch (2006, Beitrag in diesem Band).

Die ESA[30]: Der Fahrstuhl ins All

Auch die europäische Raumfahrtbehörde ESA stellt auf Diskursebene Bezüge
zwischen Innovationen für die bemannte Raumfahrt und dem Sciencefiction-
Genre her.[31] Im Jahr 2005 hat die ESA einen Sciencefiction-Wettbewerb zum
Thema „Ein Fahrstuhl ins All" ausgeschrieben.[32] Auch die neue naturwissenschaftlich-technische Entwicklung, die für das Verfassen der einzusendenden
Sciencefiction maßgeblich sein soll, wird bereits in der Ausschreibung vorgegeben: Ein neues Material aus Kohlenstoff, Kohlenstoff-Nanoröhrchen (Carbon
Nanotubes, CNT), sollen den Stoff für das stabile Fahrstuhlseil abgeben. Auch
hier wird von der ESA auf ein etabliertes Topos aus dem Sciencefiction-Genre
Bezug genommen, denn schon 1979 wurde der Roman *Fahrstuhl zu den Sternen*
von Arthur C. Clarke publiziert.

Diskurslektüre III: Stabilisierung von Wissenschaft mittels Sciencefiction

Gegenüber den Diskurslektüren I zu Ausschließungen und II zu Expansionen
wird es im Folgenden unklarer, wie und ob sich eindeutig definierbare Grenzen
zwischen Populärkultur und Wissenschaft ausmachen lassen. Schon ganz leichte
Änderungen des Blickwinkels auf das changierende ‚seamless web' von Wissenschaft und Gesellschaft bringen wechselhafte Grenzziehungen zwischen Nano-Sciencefiction und Nanotechnologie mit sich. Durch die Verschiebung von
Begriffsbedeutungen wird hier eine Stabilisierung von Wissenschaft erreicht.
Um diese dritte Form der Gieryn'schen ‚Boundary Work' – ‚protection of auto-
nomy' – in ihrer diskursiven Ausprägung exemplarisch nachzuzeichnen, beziehe
ich mich auf eine Publikation in dem renommierten und fächerübergreifenden
Journal *Science*.[33] Anhand von Begriffsdefinitionen zu ‚assemblern' und ‚self-
assembly' lässt sich aufzeigen, dass die Zuschreibungen zu den Genres „Sciencefiction" und „Naturwissenschaftlicher Artikel" aufgrund diskursiver Ver-

---

[30] Abkürzung für „European Space Administration".

[31] Fundiert wurde dieser Zusammenhang jüngst durch eine von der ESA (2002) in Auftrag
gegebene Studie zu innovativen Technologien und Sciencefiction.

[32] Gewinner des Wettbewerbs wurde Christian Doan (2005) mit der Kurzgeschichte *Clever*.
http://www.esa.int/esaCP/SEMFN1808BE_index_0.html.

[33] *Science* 295(5564), 29. März 2002. Die Zeitschrift *Science* gehört zu den disziplinenüber-
greifenden Leitmedien für die Naturwissenschaften, die diejenigen naturwissenschaftlichen
Themen definieren, die wiederum von der öffentlichen Berichterstattung aufgegriffen werden (vgl. Medienanalyse der Gentechnikdebatte von Gerhards und Schäfer, 2006).

schiebungen z. T. in ihr Gegenteil verkehrt werden und es zu paradox anmutenden Begriffsdefinitionen sowie zu Ein- und Ausschlüssen von Konzepten aus dem fachwissenschaftlichen Diskurs kommt.

Im Nanotechnologie-Diskurs wurde zunächst die von Drexler (1986) formulierte Vision von ‚assemblern' auf die Kurzformel von „Nanomaschinen, die sich selbst replizieren könnten" gebracht. Diese Begriffsfassung, die zumeist explizit mit Sciencefiction in einen Zusammenhang gestellt wird, ist mittlerweile als unwissenschaftlich klassifiziert und damit en passant von der Vorderbühne des naturwissenschaftlichen Diskurses zu Nanotechnologie ausgeschlossen worden. Diese Ausgrenzung lässt sich in etwa auf den Zeitraum von 2001/02 bis 2003/04 eingrenzen.[34] Während die Glaubwürdigkeit von Drexler als Naturwissenschaftler also zunehmend zur Debatte gestellt wird und er seine Sciencefiction-Vision von sich selbst replizierenden ‚assemblern' modifiziert,[35] erscheint das Schwerpunktheft der Zeitschrift *Science* zum Thema „Supramolecular Chemistry and Self-Assembly".[36] Dort wird der – dem Begriff ‚assembler' sehr ähnliche – Begriff ‚self-assembly' im naturwissenschaftlichen Diskurs diskutiert. Im genannten Schwerpunktheft definieren Whitesides und Grzybowski (2002)[37] ‚self-assembly' aus naturwissenschaftlicher Perspektive und weisen auf mögliche Anwendungen u. a. auch in der Nanotechnologie hin. Damit wird in *Science* die Verwendung des Terminus ‚self-assembly' für das naturwissenschaftliche Begriffsrepertoire und den Wissenskanon reklamiert und stabilisiert. Die deutliche Ähnlichkeit der Begriffe führt – fast – zu einem Teekesselchen-Effekt: Der Begriff ‚assembler' – ohne das Präfix ‚self'! – bezeichnet in unterschiedlichen Sciencefiction-Versionen sich *selbst* replizierende Mischwesen aus Maschine und Organismus im Nanoformat, die sich in vom Menschen nicht kontrollierbarer Weise verhalten und vermehren. Demgegenüber bezeichnet ‚self-assembly' – allerdings *mit* dem Präfix ‚self'! – bei Whitesides und Grzybowski (2002, 5564)

---

[34] Vgl. Grobe et al. 2005, 14.

[35] Vgl. bspw. die Medienanalyse von Grobe at al. (2005, 14) hierzu, die für diese Veränderung von Drexlers Haltung die Berichterstattung in DIE ZEIT (50/2003 u. 49/2004) heranzieht. Grobe et al. (2005, 15) konstatieren weiterhin, dass auch andere Sciencefiction-Autoren in ihren Sciencefiction-Erzählungen entworfenen, pessimistischen Zukunftsvisionen zur Nanotechnologie widerrufen hätten. Nach wie vor ist Eric Drexler andererseits als Person in verschiedenen Diskursen zur Nanotechnologie – einschließlich fachwissenschaftlichen – vertreten.

[36] Vgl. das Special Issue zu „Supramolecular Chemistry and Self-Assembly" der Zeitschrift *Science* 295(5564), 29. März 2002.

[37] Dieser Beitrag gehört zu den 25 am häufigsten zitierten Beiträgen zum Stichwort ‚self-assembly', ISI Web of Science, Zugriff am 26.1.2010.

einen „Prozess, an dem bereits existierende Komponenten beteiligt sind, der reversibel ist und der aufgrund einer angemessenen Gestaltung der Komponenten kontrolliert werden kann". Zugleich ist aber mit dem Zusatz ‚self' impliziert, dass dies von den Materialien oder Maschinen selbst getan wird, also eben auch *nicht* – vom Menschen – kontrollierbar ist. Die erste Vermutung, die möglicherweise angestellt werden könnte, nämlich die, dass ein Begriff in verschiedenen Diskursen – in diesem Falle Sciencefiction-Diskurs und naturwissenschaftlicher Diskurs – auch Verschiedenes bedeutet, trifft wiederum nur fast zu. Die Bedeutungszuschreibungen zu ‚assemblern' bei Drexler (1986) und zu ‚self-assembly' im naturwissenschaftlichen Diskurs (Science 2002) haben vielmehr in den ersten Jahren nach der Bill-Joy-Debatte in einer Art Rochade die – strategischen – Plätze getauscht. Drexlers ‚assembler' hat er selbst in den Bereich der nicht realisierbaren Fiktionen verschoben, während in der Zeitschrift *Science* das Konzept ‚self-assembly' diskursiv im Territorium der Naturwissenschaften stabilisiert wird.

Anhand dieses Beispiels kann also aufgezeigt werden, wie im naturwissenschaftlichen Diskurs Begriffe und Konzepte aus dem Sciencefiction-Genre verwendet und diese in den fachwissenschaftlichen Wissenskanon eingeordnet werden. Zu erwarten wäre, dass dies mit einer Umdeutung von visionären Vorstellungen, die im Sciencefiction-Genre entwickelt werden, einherginge. Jedoch lässt sich anhand der auffindbaren diskursiven Verschiebungen und der assoziativen Bedeutungsfelder der verwendeten Begriffe gerade das Gegenteil zeigen: Während Drexler seine Sciencefiction-Vision von sich selbst replizierenden ‚assemblern' modifiziert, wird im naturwissenschaftlichen Diskurs das etablierte Konzept von ‚self-assembly' popularisiert, da es nunmehr mit dem Konzept ‚assembler' aufgrund der semantischen Ähnlichkeit konnotiert ist. Die naturwissenschaftliche Begriffsdefinition arbeitet mit einem dementsprechenden Spannungsverhältnis: Durch den Zusatz des Präfixes ‚self' wird nahegelegt, dass die induzierten Prozesse zur Herstellung neuer Materialien selbsttätig ablaufen würden. Zugleich wird dabei in der angeführten Begriffsdefinition von kontrollierbaren Herstellungsprozessen gesprochen. Diese Episode stellt somit einen weiteren gelungenen Fall von ‚Boundary Work' in der Phase der Stabilisierung von Nanotechnologie mit Bezugnahme auf Sciencefiction dar.

I.   Fazit

Die Untersuchung von Rekursen auf Sciencefiction-Topoi in Diskursen zu Naturwissenschaft und Technik ist bislang kaum systematisch erfolgt, stellt aber ein Desiderat für die Wissenschafts- und Technikforschung dar. Mit diesem Beitrag zeige ich auf, dass es zu kurz greift, wenn diese Rekurse entlang der Grenzziehung von Populärkultur und Wissenschaft analysiert werden. Vielmehr ist es die vielschichtige Verwobenheit des ‚seamless web' von Wissenschaft und Gesellschaft, die je nach Blickrichtung auf dessen changierenden Fäden sowohl unterschiedliche Aspekte von realisierten Umsetzungen wie auch von Imaginationen sichtbar werden lässt.

Anhand der untersuchten Fallbeispiele kann aufgezeigt werden, dass ‚Boundary Work' nicht nur auf Akteursebene stattfindet, sondern sich auch diskursiv und damit losgelöst von einzelnen Personen oder Organisationen vollzieht. In Erweiterung der Gieryn'schen akteurszentrierten Theorieperspektive um eine diskursanalytische – in Anlehnung an Althusser'sche Vorschläge für ein kritisches Lesen – verstehe ich mein Vorgehen als ‚Symptomatische Diskurslektüre'. Diesem theoretischen Ansinnen Rechnung tragend bezeichne ich die in Diskursen aufscheinenden Autoren als ‚Diskurs-Akteure'.

In der Zusammenschau werden folgende drei Funktionen der jeweiligen Grenzziehungen zwischen Populärkultur und Wissenschaft sichtbar: erstens *Ausschließungen* mithilfe der Argumentation, dass Sciencefiction gleichzusetzen sei mit Nicht-Wissenschaft, zweitens *Expansionen* mithilfe der Argumentation, dass Sciencefiction gleichzusetzen sei mit Wissenschaft und drittens schließlich *Stabilisierungen wissenschaftlicher Autonomie* mithilfe von Aufspaltungen und Rochaden von semantisch ähnlichen Begriffen, die sowohl in öffentlichen, populärwissenschaftlichen wie auch in fachwissenschaftlichen Diskursen aufzufinden sind.

Die Argumentation „Sciencefiction ist Nicht-Wissenschaft" verweist auf *Ausschließung*sprozesse (‚expulsion') im Gieryn'schen Sinne. Hier wird – zumindest für eine gewisse Zeit – die äußere Grenze von Wissenschaft durch eben diese Ausschließungen markiert. Die Vorstellung, die damit verbunden ist und die durch das wiederholte Zitieren von Sciencefiction-Topoi als außerhalb von Wissenschaft liegend im Diskurs aufgerufen wird, gibt zugleich eine imaginäre Ausrichtung für Forschung und Entwicklung vor. Wissenschaft bewegt sich also nicht in alle Richtungen, sondern bezieht das Ausgeschlossene als Negation richtungsweisend mit ein. Mit der zweiten Form von ‚Boundary Work', der *Expansion*, geht die argumentative Kurzformel „Sciencefiction ist Wissenschaft" einher. Hier geht es um eine Einebnung der Grenzen zwischen Populärkultur und Wissenschaft und eine im Gieryn'schen Sinne damit verbundene Expansion der Wissenschaft in den Bereich der Fiktion hinein. Interessant für weitergehende Analysen erscheint mir hier insbesondere die ahistorische Setzung, dass Modernisierung von Gesellschaft in Vergangenheit, Gegenwart und Zukunft durch Naturwissenschaft und Technik garantiert erscheint. So far so good. Besonders aufschlussreich ist der dritte hier betrachtete Fall, nämlich der der Uneindeutigkeit von Grenzziehungen zwischen Sciencefiction und Wissenschaft. Hier zeigt sich zudem der Ertrag der diskursanalytischen Vorgehensweise. Anhand von unterschiedlichen Positionierungen von ‚Diskurs-Akteuren' in verschieden gelagerten Diskursen lässt sich – zentriert um einen für Nanotechnologie-Diskurse wichtigen Begriff – Folgendes aufzeigen: Im populärwissenschaftlichen Diskurs kommt es zu einer Aufspaltung der Bedeutungen dieses Begriffs in eine der Sciencefiction zugehörigen und eine zweite der Wissenschaft zugehörigen. Letztere wird im fachwissenschaftlichen Diskurs wiederum mit einem dritten und semantisch ähnlichen Begriff in Zusammenhang gebracht – ohne expliziten Bezug zur ersten, mit Sciencefiction konnotierten Bedeutung. Es kommt zu Aufspaltungen und zu Rochaden von semantisch ähnlichen Begriffen und ihren Bedeutungen. Untersucht wurde dies ausgehend vom – für die Nanotechnologie in den 1990er Jahren wichtig gewordenen – Drexler'schen Begriff ‚assembler'. Die Grenzziehungen zwischen Populärkultur und Wissenschaft werden verwischt und unklar, da ‚assembler' in verschiedenen Diskursen nun etwas Unterschiedliches bedeutet. Diese Vieldeutigkeit eines Begriffs und seine Konnotationen mit semantisch ähnlichen Begriffen in fachwissenschaftlichen wie populärwissenschaftlichen und öffentlichen Diskursen hat den Effekt, dass dieser Begriff diskursiv gestärkt wird. Zugleich tragen die Konnotationen fachwissenschaftlicher Begriffe mit Sciencefiction-Topoi zu einer Popularisierung von Wissenschaft bei. Last but not least ist somit das Imaginäre – auch in Form seiner Negation – in den wissenschaftlichen Fachdiskurs sowie den etablierten Wissenskanon eingehegt und steht damit *nicht* außerhalb von Wissenschaft. Dieses eingehegte Imaginäre hat zugleich nicht nur eine stabilisierende, sondern auch eine richtungsweisende Funktion für die gegenwärtige naturwissenschaftlich-technische Forschung und Entwicklung.

Literatur

Alpers, Hans Joachim; Fuchs, Werner; Hahn, M. Ronald; Jeschke, Wolfgang (Hg.) (1987): *Lexikon der Science Fiction Literatur*. Wilhelm Heyne Verlag, München.

Althusser, Louis; Balibar, Etienne (1972): *Das Kapital lesen*. Rowohlt, Reinbek.

Asimov, Isaac (1966): *Fantastic Voyage*. Bantam Books, New York, Toronto.

Bainbridge, William Sims. (2007): „Governing Nanotechnology: Social, Ethical and Human Issues." In: Bhushan, Bharat (Hg.) *Handbook of Nanotechnology*. Springer, Berlin, Heidelberg, New York, 1823-1839.

Barry, Patrick L. (2002): „Voyage of the Nano-Surgeons. NASA-funded scientists are crafting microscopic vessels that can venture into the human body and repair problems - one cell at a time". [http://science.nasa.gov/headlines/y2002/15jan_nano.htm, Zugriff: 03.02.2002]

Bensaude-Vincent, Bernadette (2004): „Two Cultures of Nanotechnology?" In: *HYLE-International Journal for Philosophy of Chemistry* 10(2), Special Issue on ‚Nanotech Challenges', 65-82.

BMBF, Bundesministerium für Bildung und Forschung (2004): *Nanotechnologie erobert Märkte*. Deutsche Zukunftsoffensive für Nanotechnologie, Bonn.

BMBF, Bundesministerium für Bildung und Forschung (2006): *Nano-Initiative - Aktionsplan 2010*. BMBF, Bonn.

Boing, Niels (2009): *Alles Nano?! Die Technik des 21. Jahrhunderts*. Rowohlt, Hamburg.

Clarke, Arthur C. (1979): *Fahrstuhl zu den Sternen*. Moewig, Rastatt.

Clute, John; Nicholls, Peter (1993): *The Encyclopedia of Science Fiction*. Orbit, London.

Merriam-Webster (1993): *Merriam Webster's Collegiate Dictionary*. Merriam-Webster, Springfield (MA).

Drexler, K. Eric (1986): *Engines of Creation. The Coming Era of Nanotechnology*. Anchor Press, New York.

Drexler, K. Eric (1992): *Nanosystems: Molecular Machinery, Manufacturing and Computation*. John Wiley & Sons, New York.

ESA, European Space Administration (2002): *Innovative Technologien aus der Sciencefiction*. [http://www.itsf.org/brochure-d/G.pdf, Zugriff: 18.02.2010]

Gerhards, Jürgen; Schäfer, Steffen (2006): *Die Herstellung einer öffentlichen Hegemonie. Humangenomforschung in der deutschen und der US-amerikanischen Presse*. VS Verlag für Sozialwissenschaften, Wiesbaden.

Gibson, William Ford ([1984] 1987): *Neuromancer*. Heyne, München.

Gieryn, Thomas F. (1995): „Boundaries of Science." In: Jasanoff, Sheila; Gerald E. Markle; James C. Petersen; Trevor Pinch (Hg.): *Handbook of Science and Technology Studies*. Sage, Thousand Oaks, London, New Dehli, 393-443.

Gieryn, Thomas F. (1999): *Cultural Boundaries of Science. Credibility on the Line*. The University of Chicago Press, Chicago.

Grobe, Antje; Eberhard, Caspar et al. (2005): *Nanotechnologie im Spiegel der Medien: Medienanalyse zur Berichterstattung über Chancen und Risiken der Nanotechnologie, Januar 2001 – April 2005*. Stiftung Risiko Dialog, St. Gallen, 36.

Hackett, Edward J.; Amsterdamska, Olga; Lynch, Michael; Wajcman, Judy (Hg.) (2007): *The Handbook of Science and Technology Studies*. MIT Press, Cambridge.

Haraway, Donna ([1988] 1991): *Simians, Cyborgs, and Women.* Routledge, New York, London.

Haraway, Donna (1997): *ModestWitness@Second_Millenium.FemaleMan©_Meets_Onco-Mouse™. Feminism and Technoscience.* Routledge, New York, London.

Hayles, N. Katherine (2004): *Nanoculture: Implications of the New Technoscience.* Intellect Books, Bristol, UK.

Hughes, Thomas P. (1986): „The Seamless Web: Technology, Science, Etcetera, Etcetera". In: Social Studies of Science 16, 281-292.

Jasanoff, Sheila; Gerald E. Markle; James C. Petersen; Trevor Pinch (Hg.) (1995): *Handbook of Science and Technology Studies.* Sage, Thousand Oaks, London, New Dehli.

Joy, Bill (2000a): „Why the Future Doesn't Need us." In: *Wired* 8.

Joy, Bill (2000b): „Warum die Zukunft uns nicht braucht." In: *Frankfurter Allgemeine Zeitung*, 6.6.2000, 49.

Lewenstein, Bruce V. (1995): „Science and the Media." In: Jasanoff, Sheila; Markle, Gerald E.; Petersen, James C.; Pinch, Trevor (Hg.) (1994): *Handbook of Science and Technology Studies.* Sage, Thousand Oaks, London, New Dehli, 343-360.

López, José (2004). „Bridging the Gaps: Science Fiction in Nanotechnology." In: *HYLE-International Journal for Philosophy of Chemistry* 10(2), Special Issue on *„Nanotech Challenges"*, 129-152.

Lösch, Andreas (2006a): „Nanoroboter und Mini-U-Boote. Mediale Vermittlung nanomedizinischer Visionen." München, Vortrag auf der Tagung *Alles Nano – oder was? – Nanotechnologie: Erwartungen, Anwendungen und Auswirkungen.* 6.-8. Oktober 2006, München. Veranstalter: Interdisziplinäre Studiengesellschaft e.V. (ISG). (Vortragsmitschrift).

Lösch, Andreas (2006b): „Means of Communicating Innovations. A Case Study for the Analysis and Assessment of Nanotechnology's Futuristic Visions." *Science, Technology & Innovation Studies* 2(2), 103-125.

Lucht, Petra (2004): *Zur Herstellung epistemischer Autorität.* Centaurus, Herbolzheim.

Lucht, Petra (2006): „Sciencefiction als diskursive Arena für »Boundary Work« am Beispiel der Nanotechnologie." Paper für den Workshop *Elemente der Wissensproduktion: Medialitäten von Visionen, Narrativen und Bildern der Nanotechnologie*, Technische Universität Darmstadt, 10./11.11.2006, Veranstalter: Dr. Andreas Lösch, DFG-Projekt „Räume der medizinischen Mikro- und Nanotechnologie". (Unveröffentlichtes Manuskript).

Maier, Tanja (2007): *Gender und Fernsehen. Perspektiven einer kritischen Medienwissenschaft.* transcript, Bielefeld.

Mayerhofer, Petra (2002). „Ten Thousand Light Years from the SF of 1970. Der Triptree Award und die heutige feministische Science Fiction." In: Mayerhofer, Petra und Spehr, Christoph (Hg.): *Out of this world! Beiträge zu Science-Fiction, Politik & Utopie.* Argument Verlag, Hamburg, 33-59.

Nordmann, Alfred; Schummer, Joachim; Schwarz, Astrid (Hg.) (2006): *Nanotechnologien im Kontext. Philosophische, ethische und gesellschaftliche Perspektiven.* Akademische Verlagsgesellschaft, Berlin.

Paschen, Herbert; Coenen, Christopher; Fleischer, Torsten; Grünwald, Reinhard; Oertel, Dagmar; Revermann, Christoph (Hg.) (2004): *Nanotechnologie. Forschung, Entwicklung, Anwendung.* Springer, Berlin, Heidelberg, New York.

Schaper-Rinkel, Petra (2006a): „Nano-Science-Fiction: Zum ambivalenten Verhältnis von Technologiepolitik und Science-Fiction." Berlin, Vortrag auf der gemeinsamen Tagung der Gesellschaft für Technikgeschichte und der Gesellschaft für Wissenschafts- und Technikforschung, *Technik und Öffentlichkeit*, Berlin 26.-28. Mai 2006. (Vortragsmitschrift).

Schaper-Rinkel, Petra (2006b): „Nano-Visionen und Nano-Science-Fiction in der Governance der Nanotechnologie." Paper für den Workshop: *Elemente der Wissensproduktion: Medialitäten von Visionen, Narrativen und Bildern der Nanotechnologie*, Technische Universität Darmstadt, 10.-11.11.2006. Veranstalter: Dr. Andreas Lösch, DFG-Projekt „Räume der medizinischen Mikro- und Nanotechnologie". (Unveröffentlichtes Manuskript).

Schröder, T. (1998): *Science Fiction als Social Fiction. Das gesellschaftliche Potential eines Unterhaltungsgenres*. Lit Verlag, Münster.

Serres, Michel (2005): *Atlas*. Merve Verlag, Berlin.

Shelley, Mary Wollstonecraft ([1818/1831] 1986): *Frankenstein oder Der moderne Prometheus*. Reclam, Ditzingen.

Spielberg, Steven (1997): *Jurassic Parc*.

Steinmüller, Angela und Steinmüller, Karlheinz (1998): *Vorgriff auf das Lichte Morgen. Studien zur DDR-Science-Fiction*. Passau, Erster Deutscher Fantasy Club e.V., Passau.

van Dijck, José (2001): „Bodies without borders. The endoscopic gaze." In: *International Journal of Cultural Studies* 4(2), 219-237.

Weigel, Sigrid (2004): „Das Gedankenexperiment: Nagelprobe auf die facultas fingendi in Wissenschaft und Literatur". In: Macho, Thomas; Wunschel, Anette (Hg.): *Science and Fiction. Über Gedankenexperimente in Wissenschaft, Philosophie und Literatur*. Fischer Verlag, Frankfurt/M., 183-205.

Wells, Herbert George ([1895] 1961): *Die Zeitmaschine*. Rütten und Loening Verlag, Hamburg.

Whitesides, George M. und Love, J. Christopher (2001): „The Art of Building Small". In: *Scientific American* 285 (1. September 2001), 38-47.

Whitesides, George M.; Grzybowski, Bartosz (2002): „Self-Assembly at All Scales." *Science* 295(5564), 2418-2421.

Wikipedia. (2006): „Wikipedia - Nanotechnologie." [http://de.wikipedia.org/wiki/Nanotechnologie, Zugriff: 23.10.2006]

Wikipedia. (2010): „Fantastic Voyage". [http://en.wikipedia.org/wiki/Fantastic_Voyage, Zugriff: 08.02.2010]

Zweck, Axel (1992): „Technikfolgenabschätzung und Science Fiction." In: Burmeister, Klaus; Steinmüller, Karlheinz (Hg.): *Streifzüge ins Übermorgen - Sciencefiction und Zukunftsforschung*. Beltz Verlag, Weinheim, Basel, 179-195.

Andreas Lösch

Visionäre Bilder und die Konstitution der Zukunft der Nanotechnologie[1]

I. Die Nanotechnologie und ihre visionären Bilder

Seit den Anfängen der ‚Nanotechnologie' werden Verständigungen zwischen Wissenschaft, Wirtschaft und Massenmedien über die Zukunftspotenziale von Nanotechnologien durch „futuristische Visionen" (Grunwald 2006) begleitet, die mit den praktizierten Forschungen und Entwicklungen wenig gemeinsam haben. Dennoch konstituiert sich die ‚Zukunft der Nanotechnologie' im Kontext dieser Visionen.[2] Zu den populärsten Zukunftsvisionen im Bereich der medizinischen Nanotechnologie gehören Imaginationen von winzigen Maschinen – so genannten Nanorobotern und Mini-U-Booten –, die in den menschlichen Blutbahnen patrouillieren und dort zahlreiche medizinische Aufgaben durchführen. Diese Imagination ist aus Verfilmungen von Science Fiction-Romanen wie z. B. Isaac Asimovs „Fantastic Voyage" (1966) bekannt. Nur sollen sich in den Mini-U-Booten der Nanotechnologie keine verkleinerten menschlichen Ärzte befinden. Die Visionen der Nanomedizin beschreiben nanotechnisch gefertigte Systeme, die durch Fernsteuerung, Sensoren oder entsprechende Programmierung als Miniendoskope funktionieren, Medikamente zielgerichtet zu Krankheitsherden im Körper transportieren und bei Bedarf auch eigenständig chirurgische Operationen durchführen. Technisch realisiert werden sollen solche Nano-

---

[1] Dieser Beitrag beruht auf dem von der Deutschen Forschungsgemeinschaft finanzierten Projekt „Räume der medizinischen Mikro- und Nanotechnologie. Eine wissenssoziologische Fallstudie zur Vermittlung technischer Innovationen". Weitere Ergebnisse sind u. a. publiziert in Lösch (2006a, b).

[2] Der Begriff ‚Nanotechnologie' (im Singular) bezeichnet in diesem Beitrag ein zugleich wissenschaftlich-technisch und gesellschaftlich konstituiertes Feld. Dieses ‚sozio-technische' Feld formiert sich zugleich durch die wisenschaftlich-technischen Entwicklungen höchst unterschiedlicher Nanotechnologien (im Plural), forschungspolitische Strategien sowie Erwartungen, Versprechen, Visionen in Forschung, Politik, Wirtschaft, Medien etc. (vgl. auch Nordmann et al. 2006).

systeme durch die Miniaturisierung von Mikrosystemen und den Aufbau neuer Materialien und Strukturen, ausgehend von einem nanotechnischen Neudesign von Molekülen und Atomen.[3]

Mein Beitrag expliziert anhand einer Fallstudie zur Medialität visionärer Bilder von Nanorobotern und Mini-U-Booten, wie diese Bilder in populärwissenschaftlichen Magazinen, der Wirtschaftspresse und Tages- und Wochenzeitungen zwischen Mitte der 1990er Jahre und 2004 als „Kommunikationsmedien" (im Sinne von Luhmann 1992, 139) zwischen spezifisch wissenschaftlichen, wirtschaftlichen und massenmedialen Erwartungen an die Zukunftspotenziale der Nanotechnologie funktioniert haben. Auffällig ist, dass die Zukunftsvisionen der Nanotechnologie im Untersuchungszeitraum durch nahezu identische Bilder dargestellt werden.[4] In Publikationen, die an die breite Öffentlichkeit (und teilweise auch an innerwissenschaftliche ‚Öffentlichkeiten') gerichtet sind, finden wir immer wieder ähnliche Bildmotive von Nanorobotern und Mini-U-Booten (zum Dokumentenkorpus und den Auswahlkriterien siehe den Anhang).

Die Beständigkeit der Bilder ist zunächst verwunderlich. Studien aus dem Bereich der Technikfolgenabschätzung und der Wissenschafts- und Technikforschung zur Nanotechnologie haben darauf insistiert, dass die dargestellten futuristischen Visionen von Nanorobotern für die nanowissenschaftliche Forschung keine epistemische Funktion haben. Zudem seien sie aufgrund der geringen Referenzen der visionären Inhalte auf gegenwärtige Entwicklungen der Nanotechnologie und ihrer ambivalenten Wirkungen auf die öffentliche Wahrnehmung der Nanotechnologie für die Wissenschaftsvermittlung nur sehr eingeschränkt geeignet (z. B. Coenen 2004; Glimell 2004; Grunwald 2006; Selin 2002). Aufgrund der Beobachtung der Regelmäßigkeit und Dauerhaftigkeit der Verwendung von zwei speziellen dieser visionären Bilder in der Fallstudie ist jedoch davon auszugehen, dass solche Bilder für Verständigungen über die Zukunft der Nanotechnologie durchaus machtvolle Effekte haben können. Wie mein Beitrag ausführen wird, beeinflusst ihr Gebrauch die Bewertungen der Innovationspotenziale gegenwärtiger nanotechnologischer Entwicklungen in un-

---

[3] Dieses Bottom-Up-Design soll je nach Visionär wiederum entweder durch sich selbstreplizierende Assembler oder durch eine nano-biotechnologische Nutzung von Selbstorganisationsprinzipien der belebten Natur ermöglicht werden (z. B. Drexler 2001; Whitesides 2001).

[4] Der gewählte Untersuchungszeitraum entspricht der Zeitspanne zwischen dem Beginn der internationalen Forschungsförderung der Nanotechnologie und dem einsetzenden industriellen Durchbruch von Nanotechnologien (vgl. z. B. BMBF 2004).

terschiedlichen Diskursen der Gesellschaft. Diese Machteffekte lassen sich nicht über eine Betrachtung der Bilder als Vermittler von Wissen*inhalten*, sondern nur über ihre Funktionen als Medien von auf Irritationsverarbeitungen basierenden Kommunikationsprozessen begreifen.[5]

Was sich im Untersuchungszeitraum verändert, sind die *Textbezüge* auf die Bilder, die sich in den Argumentationen der analysierten Dokumente finden. Der *Statik* der Bilder steht eine *Dynamik* der Interpretationen der Bildinhalte gegenüber. Die Leitfragen der Fallstudie lauteten, ausgehend von diesen Beobachtungen und dem gewählten Kommunikationskonzept:

1. Welche für unterschiedliche Diskurse charakteristischen Sinnproduktionen ermöglichen die Bilder?
2. Wie beeinflussen Sinnzuschreibungen an die Bilder durch einen Diskurs – z. B. einen wissenschaftlichen Diskurs – die Bewertungen nanotechnologischer Zukunftspotenziale der anderen – z. B. wirtschaftlichen und massenmedialen – Diskurse?

Im Folgenden beschreibe ich die zwei in den genannten Dokumentenbereichen so beharrlich verwendeten Bilder. Im dritten und vierten Abschnitt wird die Fallstudie zur Medialität visionärer Bilder von Nanorobotern und Mini-U-Booten vorgestellt. Mein Beitrag schließt mit der Beantwortung der Frage: ,Wie konstituiert sich die Zukunft der Nanotechnologie durch visionäre Bilder?'

II.   Nanoroboter und Mini-U-Boot

Nanoroboter

Das in Abbildung 1 gezeigte Bild des *Nanoroboters* wurde vom englischen Computergrafik-Künstler Julian Baum Ende der 1980er Jahre erstellt. In den meisten der analysierten Dokumente wird es mit Untertiteln wie ,ein Nanoroboter auf Reinigungstour in den menschlichen Arterien' versehen.

---

[5]   ,Kommunikation' wird dabei als diskursspezifische Verarbeitung der Irritationen begriffen, die Bildbezüge von am Kommunikationsprozess beteiligten Diskursen bei den jeweils anderen Diskursen initiieren. Zu ähnlichen Konzeptionen der Kommunikation vgl. z. B. Maasen/Weingart (2000); Bucchi (2004); Leydesdorff/Hellsten (2005).

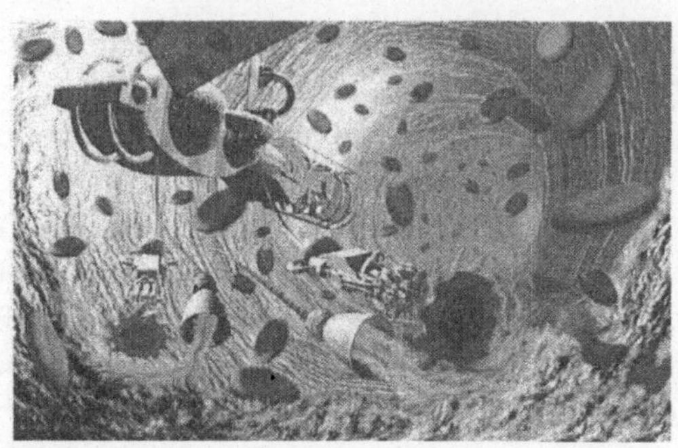

Abbildung 1: Nanoroboter in einer Arterie; reproduziert mit Erlaubnis von Julian Baum / SPL / Agentur Focus.

Das Bild des Nanoroboters zeigt ein, durch eine Röhre schwebendes, graumetallisches Objekt, dem eine Vielzahl von roten Scheiben entgegen fliegen, die den bekannten Visualisierungen roter Blutkörperchen entsprechen. An dem metallenen Objekt, das an Raumschiffe und Weltraumstationen der Science Fiction erinnert, befinden sich diverse mechanische Vorrichtungen, die an Funkantennen, Teile von Industriestaubsaugern und an Schaufelradbagger aus dem Kohletagebau denken lassen. Letztere graben an der Wand der Röhre Erdreich ab, welches von den Staubsaugern eingesaugt wird. Mit der Kombination von Farben und Formen sowie der räumlichen Perspektive wird die Vorstellung einer chirurgischen Maschine vermittelt, welche sich per Funk ferngesteuert durch die Blutbahn bewegt. Das Abgraben und Absaugen der Ablagerungen an der Röhrenwand scheint einen gefährlichen Arterienverschluss verhindern zu sollen. Da sich die Szene innerhalb einer Arterie abspielt, muss das technische Artefakt sehr klein sein.

Ende 2003 z. B. illustriert dieses Bild den Nanotechnologie-Schwerpunkt der *Frankfurter Rundschau*. In dem Schwerpunkt wird einerseits über die Fortschritte nanotechnologischer Forschungen und Entwicklungen – z. B. die Forschungen des Biologen Andreas Jordan zur Tumortherapie durch das Erhitzen eisenoxidhaltiger Nanopartikel an der Berliner *Charité* – und andererseits über mögliche Gefährdungspotenziale durch die Toxizität bestimmter Nanopartikel berichtet (Haas 2003). Ein Fachartikel, den Jordan zwei Jahre vor den klinischen Versuchen zur Tumortherapie im *Onkologen* (10/2001) publizierte, verwendet ein sehr ähnliches Bild eines Nanoroboters. Das Bild in Jordans Artikel soll nach der Bildlegende ein Nano-Carrier-System der Zukunft darstellen, welches sich an krankhafte Zellen anheftet und diese mit Laserstrahlen zerstört. Jordan nutzt das Bild allerdings nicht als Darstellung des Zieles seiner Forschung, sondern um seine realistischen Forschungen von solchen Science Fiction-Szenarien abzugrenzen (Jordan 2001). Bereits durch die Verwendung des Bildes hebt er jedoch die Neuartigkeit und die heute noch unermesslichen Zukunftspotenziale seiner nanotechnischen Forschungen für die Krebstherapie im Kontrast zu anderen Forschungen, bspw. des gezielten Medikamententransports (Drug Targeting), hervor und überhöht damit seine realen Forschungsergebnisse (Lösch 2004).

Mini-U-Boot

Seit Mitte 2000 eröffnet das in Abbildung 2 zu sehende Bild eines *Mini-U-Bootes* regelmäßig Artikel in *Spiegel*, *FAZ* und *Financial Times Deutschland*. Die entsprechenden Artikel berichten z. B. über wissenschaftliche Forschungen zu Antriebssystemen für Nano-Carrier und auch Nanoroboter sowie über die ökonomischen Potenziale der Nanotechnologie im Allgemeinen (z. B. Traufetter 2000; Knop 2003).

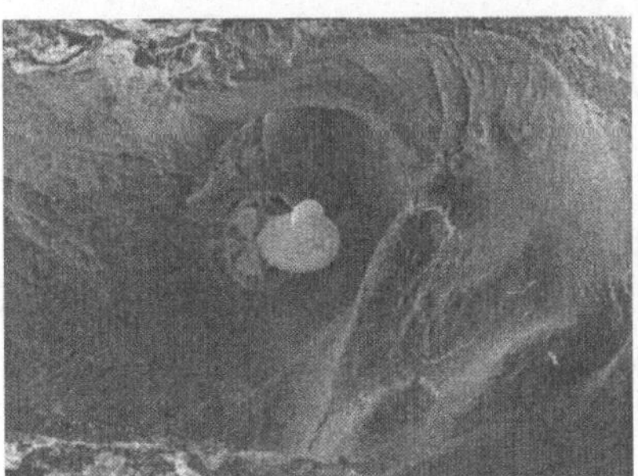

Abbildung 2: Mini-U-Boot in einer Arterie; reproduziert mit Erlaubnis von microTec / eye of science / Agentur Focus.

Dieses Bild zeigt den Prototyp eines Mini-U-Bootes. Der Prototyp wurde von der deutschen Firma *microTec* – vor allem zu Werbezwecken – gebaut. Im Jahr 2000 war er auf der *Expo* in Hannover zu sehen. Auf dem Bild ist eine Darstellung des U-Boot-Modells in die Innenaufnahme einer Arterie montiert. In den meisten Publikationen trägt das Bild den Untertitel ‚Nano-U-Boot' oder ‚Mini-

U-Boot in der Arterie'. Häufig wird es auch als ‚Fotografie' des Mini-U-Bootes in der Arterie betitelt.

Beide Bilder sollen die Vision von kleinsten medizinischen Maschinen visualisieren, die im menschlichen Körper in ungewisser Zukunft Diagnosen und Therapien durchführen könnten. Die Bilder kombinieren unterschiedliche semantische Traditionen aus Wissenschaft, Technik, Kunst, Populärkultur usw. und ermöglichen so Interpretationen und Sinnzuschreibungen durch unterschiedlichste Diskurse. Da mein Beitrag ausschließlich die *Konstitution* der Kommunikation über die Zukunftspotenziale der Nanotechnologie im *Medium* ‚Bild' untersucht, sind hier nicht die Intentionen der Bildproduzenten oder sämtliche kulturellen Traditionen der Bildmotive von Relevanz.[6] Von Relevanz sind vielmehr diejenigen Bildthemen, auf die Texte Bezug nehmen, wenn sie diese Bilder als Darstellungen nanotechnologischer Visionen verwenden.

III.   Bildbezüge wissenschaftlicher, wirtschaftlicher und massenmedialer Diskurse

Im gesamten Untersuchungszeitraum lassen sich in den analysierten Artikeln aus Tages- und Wochenzeitungen, der Wirtschaftspresse und populärwissenschaftlichen Magazinen drei Typen argumentativer Bezüge auf die Bilder des Nanoroboters und des Mini-U-Bootes von einander unterscheiden (zum Dokumentenkorpus siehe den Anhang). Die drei Typen lassen sich nach drei semantischen Feldern – *Science Fiction, Medizin und Technik* – differenzieren. Mit Hilfe der *analytischen* Differenzierung zwischen den sozialen Subsystemen der Wissenschaft, Wirtschaft und Massenmedien – entsprechend ihrer primären Codes nach Luhmann (1987) – lassen sich die Aussagetypen unterschiedlichen Diskursen zuordnen. (vgl. Tabelle 1). Nach dem Code ‚wahr/unwahr' operierende Diskurse lassen sich als wissenschaftliche Diskurse, nach dem Code ‚zahlen/nicht-zahlen' operierende Diskurse als wirtschaftliche Diskurse und nach dem Code ‚Information/Nicht-Information' operierende Diskurse als massenmediale Diskurse bezeichnen.

1. Wissenschaftlichen Diskursen sind damit diejenigen Bildbezüge in den Texten zuzuordnen, die, entsprechend der Unterscheidung ‚Wahrheit/Unwahrheit', die Realisierbarkeit der verbildlichten Vision thematisieren. In

---

[6] Zu den kulturellen Traditionen des U-Boot-Motivs in den Nanovisionen vgl. Nerlich (2005).

den analysierten Dokumenten wird je nach Fokus der Artikel stärker die Fiktionalität der Visionen im Vergleich zu gegenwärtigen Forschungen und Entwicklungen betont oder die derzeitigen Forschungen und Entwicklungen werden als eine Vorstufe auf dem Weg hin zur Realisierung der Visionen beschrieben.

2. Wirtschaftlichen Diskursen lassen sich Bildbezüge zuordnen, die, entsprechend der Unterscheidung ,Marktwert/kein Marktwert', die Marktfähigkeit des imaginierten Produkts der Zukunft thematisieren. In den analysierten Dokumenten werden Nanoroboter und Mini-U-Boote entweder als für die Zukunft erwartete inkrementelle Verbesserungen derzeitiger Forschungen des pharmazeutischen Medikamententransportes (Drug Targeting) und der Mikrotechniken der minimal-invasiven Chirurgie beschrieben oder sie gelten als radikale Überwindung derzeitiger Techniken der Chirurgie und Pharmazie.

3. Massenmedialen Diskursen lassen sich Bildbezüge zuordnen, welche, entsprechend der Unterscheidung ,neue Information/alte Nicht-Information', die Neuartigkeit des dargestellten nanotechnischen Artefakts thematisieren. In den analysierten Dokumenten werden die Bilder entweder als Darstellungen des Fortschritts der Miniaturisierung von technischen Geräten oder als Darstellung von kleinsten Artefakten beschrieben, welche sich erstmalig durch ein nanotechnisches Design von Molekülen konstruieren lassen.

Tabelle 1: Diskursspezifische Bildbezüge

Diskurs	Thema	Semantisches Feld
Wissenschaft	Realisierbarkeit	Science vs. Fiction
Wirtschaft	Marktfähigkeit	inkrementelle Verbesserungen vs. radikale Innovationen in der Medizin
Massenmedien	Neuartigkeit	Miniaturisierung der Technik vs. Molukulare Konstruktion

IV.   Variationen der Bildbezüge im Zeitverlauf

Die *Medialität* der zwei Bilder wird anhand von Variationen der diskursspezifischen Bildbezüge im Zeitverlauf offensichtlich. Durch die ‚historisierende' Analyse der Dokumente wird deutlich, dass die Bilder deshalb als *Kommunikationsmedien* zwischen den Diskursen funktionieren können, weil die Positionierungen des einen Diskurses auf einer Seite der Dichotomie in seinem semantischen Feld – z. B. ‚Wissenschaft' oder ‚Fiktion' – die Positionierungen der anderen Diskurse in ihren semantischen Feldern beeinflussen (vgl. Tabelle 1). Der beobachtbare Effekt sind Variationen der wissenschaftlichen, wirtschaftlichen, massenmedialen Bewertungen der Zukunftspotenziale der Nanotechnologie. Die Diskurse arbeiten sich somit an den Bildbezügen der jeweils anderen Diskurse ab. Die Positionierung auf einer der zwei Seiten der Dichotomie eines semantischen Feldes lässt sich als eine diskursspezifische Verarbeitung der irritierenden Sinnzuschreibungen der je anderen Diskurse interpretieren.

Anhand der Beobachtung solcher Variationen diskursspezifischer Bildbezüge im Untersuchungszeitraum lassen sich drei Phasen – eine *Aufbruchsphase* (Ende der 1990er Jahre – Mitte 2000), eine *Problematisierungsphase* (Mitte 2000 – Ende 2001) und eine *Fiktionalisierungsphase* (2002–2004) – voneinander unterscheiden (siehe Tabelle 2).

Tabelle 2: Periodisierung der Bildkommunikation

Phase	Thema
Aufbruch (Ende 1990er Jahre bis Mitte 2000)	Zukünftige Nanoroboter und Mini-U-Boote
Problematisierung (Mitte 2000 bis Ende 2001)	Marktschädigende Nanoroboter und Mini-U-Boote
Fiktionalisierung (2002–2004)	Metaphorische Nanoroboter und Mini-U-Boote

Für jede der drei Phasen lassen sich miteinander korrelierende Veränderungen jeweils diskursspezifischer Bildbezüge rekonstruieren. Im Folgenden werden charakteristische Konstellationen diskurstypischer Bildbezüge für jede der drei Phasen herausgearbeitet.

Aufbruch: Zukünftige Nanoroboter und Mini-U-Boote

Die erste Phase ist von einer Aufbruchstimmung der Wissenschaft und Wirtschaft geprägt. International werden forschungspolitische Programme zur Förderung der Nanotechnologie eingerichtet. Erste Möglichkeiten des Übergangs von der Grundlagenforschung zur industriellen Anwendung zeichnen sich ab. Die Beiträge beginnen meistens mit einer Darstellung von Zukunftsvisionen über Nanoroboter, die im Verlauf der Artikel als etwas zu spekulative US-Visionen bezeichnet werden. Diesen Visionen werden als kurzfristig realisierbar und marktorientiert geltende europäische Forschungsvorhaben mit Nanopartikeln im Bereich des Drug Targeting gegenübergestellt (z. B. Müller 1998). Als Beispiele Erfolg versprechender Forschung werden ab Anfang 2000 häufig die – bereits genannten – Forschungen des Biologen und Mediziners Jordan mit eisenoxidhaltigen Nanopartikeln zur Behandlung von Hirntumoren am Berliner Klinikum *Charité* und deren Herstellung durch das *Institut für Neue Materialien (INM)* in Saarbrücken angeführt (z. B. Traufetter 2000; Pantle 2000).

Mit dem Bild des Arterien reinigenden Nanoroboters (Abbildung 1) eröffnet bspw. das populärwissenschaftliche Magazin *Bild der Wissenschaft* 1998 seinen Schwerpunkt „Aufbruch in die Nanozeit" (Müller 1998). Der verbildlichte Nanoroboter wird als „Traum der US-Forscher" in Kontrast zu den an „realistischen Marktzielen" (ebd.) orientierten europäischen Forschungen beschrieben. Die Fertigung von Nanorobotern gilt aber nicht als unrealistisch, sondern als zukünftig realisierbar. In einem Interview zu Beginn des Jahres 1999 antwortet bspw. der Physiker Jörg Kotthaus auf die Frage, was er von dem „Nano-Roboter" halte, „der unsere Arterien vom Kalk befreit" (Kotthaus 1999): „Die Kombination von Elektronik und Mechanik wird sicher etwas schwieriger sein. Aber warum nicht? [...] Es ist eine Technologie von übermorgen" (ebd.).

Im April 2000 illustriert das Mini-U-Boot der Firma *microTec* (Abbildung 2) den medizintechnischen Schwerpunkt „Tauchen im Nanokosmos" im *Spiegel* (Traufetter 2000). Untertitelt wird das Bild mit den Sätzen: „Die Nanotechniker werden Diagnose- und Reparaturgeräte auf Molekülgröße zusammenschrumpfen lassen. Die Nano-U-Boote dringen in den Organismus ein, messen und heilen selbstständig [...]. Die Nanoroboter werden auf beginnende Krankheiten sofort reagieren, denn sie sind so winzig, dass sie praktisch in jeden Winkel des Körpers abtauchen können. Das *Foto* zeigt den Prototyp eines Mini-U-Bootes in einer Arterie" (ebd.; Hervorhebung A.L.).

„Nanomedizin", so die Einschätzung im Text, eigne sich „nicht mehr als bloße Utopie – die Wirklichkeit" sei „dabei, die Science Fiction-Romane einzuholen. [...] Auch das Mikro-U-Boot" sei „bereits als Prototyp vom Stapel gelaufen" (ebd., 169). Noch fehlten dem U-Boot zwar die Möglichkeiten eines geeigneten Antriebs und der Navigation. Jedoch werden internationale Forschungen zur Verwendung des Enzyms ATP-ase, das bei vielen Mikroben Energie erzeuge, für die Herstellung von „Nanopropellern" und „künstlichen Muskeln" als richtungsweisende Forschungen auf dem Weg zur Realisierung von Nanorobotern dargestellt (ebd.; Hardy 1999). Betont wird, dass das U-Boot zwar noch zur „Klasse der Mikrosysteme" (Traufetter 2000, 169) gehöre, dass jedoch eine Miniaturisierung in die „Nanowelt" hinein durch neue Techniken der nanotechnischen Manipulation von Atomen und Molekülen ermöglicht werden könnte.

Problematisierung: Marktschädigende Nanoroboter und Mini-U-Boote

Diese zweite Phase ist von einer Ernüchterung der ökonomischen Erwartungen geprägt. Die industriellen Durchbrüche der Nanotechnologie erfüllen sich nicht so schnell, wie man erwartet hatte. Vor dem Hintergrund des Börsencrashs in der IT-Branche setzt die Problematisierung der Nanotechnologie als möglicher Hype und bloße Modeerscheinung ein. Gleichzeitig werden, in Folge der Bill Joy-Debatte, die der Abdruck von Joys pessimistischer Vision „Warum die Zukunft uns nicht braucht" (Joy 2000) in der *Frankfurter Allgemeinen Zeitung* auslöst, die möglichen negativen Wirkungen von futuristischen Visionen für das Bild der Nanotechnologie in der Öffentlichkeit – so auch bei potenziellen Anlegern – thematisiert (z. B. Knop 2000; Vasek 2000).

Ab Mitte 2000 wird das Bild des Mini-U-Bootes (Abbildung 2) als Illustration von Beiträgen verwendet, die eine ernüchternde Bilanz über die bisherigen industriellen Anwendungen und die ausbleibenden großen ökonomischen Erfolge der Nanotechnologie ziehen (z. B. Knop 2000; Jung 2001). Das U-Boot wird nicht mehr mit „Foto" untertitelt, sondern mit „Reise in die *Zukunft*: U-Boot in der Arterie" (Knop 2000) oder „*Modell* eines Mini-U-Bootes in einer Arterie" (Jung 2001; Hervorhebungen A.L.).

Das Bild des medizinischen Nanoroboters (Abbildung 1) illustriert 2001 den Beitrag von K. Eric Drexler über molekulare Nanotechnik in *Spektrum der Wissenschaft* (Drexler 2001). Der Beitrag Drexlers ist, im Vergleich zu den Beiträgen über Entwicklungen der Nanotechnologie in der industriellen Fertigung, Medizin, Elektronik usw., unter der Rubrik „Visionen" platziert. Das Bild ist untertitelt mit: „Ein medizinischer Nanoroboter [...] schwimmt im Blutstrom und verhindert einen lebensgefährlichen Gefäßverschluss, indem er Ablagerungen

[...] zerkleinert und absaugt. [...] Solche Anwendungen erwartet der *Autor* bereits in absehbarer Zukunft" (ebd., 65; Hervorhebung A.L.).

In den Texten werden die Bilder von Nanorobotern und U-Booten als Darstellungen von Visionen einer *sehr* ungewissen und fernen Zukunft beschrieben. Die Realisierung von Nanorobotern und Mini-U-Booten sei zwar nicht völlig auszuschließen (z. B. Vasek 2000), betont wird jedoch explizit, dass bis zu ihrer Verwirklichung, „falls sie überhaupt jemals kommen, [....] noch Jahrzehnte vergehen" werden (Jung 2001). Für die gegenwärtige Entwicklung der Nanotechnologie werden diese Visionen eher als schädlich und hinderlich bewertet. Solche spekulativen Visionen würden die „Börsenkurse und Märkte" (Knop 2000) dominieren und seien eine „schlechte Werbung", die die Nanotechnologie zu einem reinen „Medienereignis" werden lasse (Vasek 2000). Diese Visionen seien uninteressant für wirtschaftliche „Anlageberater" (Knop 2000). Sie seien „hinderliche Visionen" (Vasek 2000), da sie von industriell verwertbaren „ersten kleinen Anwendungen" von Nanopartikeln – wie z. B. „schmutzfreie Toiletten, kratzfeste Autolacke" – ablenkten. Solche Anwendungen hätten „Forscher ausgetüftelt", seit sie in der Lage seien, Nanoteilchen „gezielt zu designen und zu mischen" (Jung 2001).

Erste industriell verwertbare Erfolge seien auch im medizinisch-pharmazeutischen Bereich zu beobachten. Diese Erfolge seien jedoch „auf die Miniaturisierung von Inhaltsstoffen" zurückzuführen. Das widerspreche gerade „den Definitionen der Nanotechnologie als Aufbau komplexer Strukturen durch allerkleinste Elemente" (Knop 2000). Fasse man aber „die Grenze zwischen Nanotechnologie und Mikrosystemtechnik tatsächlich nicht so eng", so ließen sich durchaus „auch Möglichkeiten zur Geldanlage finden" (ebd.). „Komplexe Nanomaschinen" dagegen kämen bisher nur „in der Natur" vor. Es handle sich um „Viren, Bakterien oder auch nur Eiweiße." Bisher werde aber deren „Technik des Aufbaus komplexer Strukturen ausschließlich von der Natur beherrscht" (ebd.)

Fiktionalisierung: Metaphorische Nanoroboter und Mini-U-Boote

Obwohl zu Beginn dieser dritten Phase immer wieder geringe Umsatzsteigerungen und Verluste von Nanotech-Firmen thematisiert werden (Knop 2003; Waters 2003), ist sie von einer zunehmenden Hoffnung auf die Fortschritte der Forschung an Nanopartikeln und die Erzeugung marktfähiger Produkte durch neuartige Nanopartikel gekennzeichnet. Vor allem wieder die Fortschritte der – bereits erwähnten – Versuche am Klinikum *Charité* mit Nanopartikeln in der Tumortherapie und Produktentwicklungen von Firmen im Bereich des Drug Targeting, wie z. B. die *Capsolution AG*, werden als Indizien zunehmender Entwicklung marktfähiger Produkte in der pharmazeutischen Industrie gewertet (z. B. Wüsthof 2002; Freise & Janich 2002). Nanopartikel werden als *„unübersehbare* Markteroberer" (z. B. Knop 2003; Hervorhebung A.L.) tituliert. Zur gleichen Zeit wird die Wirkung des Thrillers „Prey" des Erfolgsautors Michael Crichton, in welchem dieser ein Katastrophenszenario wild gewordener Nanoroboterschwärme entwirft, auf das Bild der Nanotechnologie in der Öffentlichkeit äußerst kontrovers diskutiert (Crichton 2002). In dieser Phase erreicht auch die Debatte zwischen Eric Drexler und Richard Smalley über die Möglichkeit der Herstellung molekularer Nanoassembler ihren Höhepunkt. Viele Visionen von Nanomaschinen werden zunehmend als Fiktionen eingestuft (z. B. Baum 2003).

Das Bild des Mini-U-Bootes (Abbildung 2) illustriert nun vor allem ökonomisch orientierte Beiträge, die über die Erfolge von Firmen berichten, die mit Nanopartikeln neue und verbesserte Materialien herstellen und entsprechende Marktprognosen für Produkte aus Nanopartikeln erstellen (Freise & Janich 2002; Knop 2003). Das Bild wird nun gehäuft mit Untertiteln versehen – wie z. B. diesem: *„Science Fiction*: Ein Mini-Roboter reist durch Blutbahnen" (Knop 2003; Hervorhebung A.L.).

Das Bild des Nanoroboters (Abbildung 1) wird vor allem in Beiträgen verwendet, die über wissenschaftliche Erfolge in der Nanomedizin und über die Risikodiskussion berichten (z. B. Haas 2003). Das Bild trägt nun bspw. den Untertitel: „Mit einer Spritze sind Nanoroboter in ein Blutgefäß injiziert worden. Dort beseitigen sie Ablagerungen. Die hilfreichen Maschinchen existieren [...] nur in der *Phantasie*" (ebd.; Hervorhebung A.L.).

Beide Bilder werden verstärkt als Illustrationen des Fiktionalen und als Darstellung sehr spekulativer Visionen beschrieben. Sie gelten als Kontrast zu marktorientierten Visionen des „wirtschaftlichen Realismus" (Schröter 2002). Immer wieder gefordert wird die „Entwicklung nützlicher Innovationen statt von U-Booten und Nanobots" (Saxl 2002, 10). Zugleich dienen die Bilder der Verbildlichung fiktionaler Gefahren im Kontrast zu den realistischen Gefahren der Nanopartikel. Trotz aller Entrüstung von Wissenschaftlern über das unrealistische Nanoroboterszenario in Crichtons Roman „Prey", wird jedoch nicht nur die Schädlichkeit dieser und vergleichbarer Nanorobotervisionen problematisiert. Nanowissenschaftler, wie z. B. Wolfgang Heckl, heben auch den möglichen „Wert der Nanobotfiktion für einen öffentlichen Diskussionseinstieg" (Heckl 2002) hervor. Mini-U-Boot und Nanoroboter gelten nun zwar als Fiktion, aber zugleich als wirksame *Metapher* zur Vermittlung zukünftiger Möglichkeiten des ‚Drug Targeting' bzw. des gezielten Medikamententransports basierend auf speziell-designten Nanopartikeln (ebd.).

Transformationen der diskursspezifischen Bildbezüge

In der Aufbruch- und Problematisierungsphase interpretieren *wissenschaftliche Diskurse* – entsprechend der Dichotomie ‚Science vs. Fiction' ihres semantischen Feldes – die visionären Bilder des Nanoroboters und des Mini-U-Bootes als Repräsentationen zukünftig realisierbarer nanotechnologischer Artefakte, deren Realisierbarkeit sie in Abhängigkeit zu den wissenschaftlichen Fortschritten bei der Entwicklung geeigneter Antriebssysteme – bspw. mit Hilfe des Enzyms ATP-ase – stellen. In der Fiktionalisierungsphase verkehren sich jedoch die Bildbezüge wissenschaftlicher Diskurse. Nanoroboter und Mini-U-Boote werden nicht mehr als realisierbare Visionen, sondern vermehrt als Fiktionen und Metaphern zukünftiger nanotechnologischer Innovationen – bspw. im Bereich der Entwicklung neuer Medikamententransportsysteme, ermöglicht durch spezielle Nanopartikel – interpretiert. Diese im Zeitverlauf beobachtbare grundlegende Transformation der Bildbezüge wissenschaftlicher Diskurse lässt sich als eine Verarbeitung der Problematisierung der marktschädigenden Wirkung von Nanoroboter- und Mini-U-Boot-Visionen seitens wirtschaftlicher Diskurse interpretieren.

Wirtschaftliche Diskurse beziehen sich in der Problematisierungsphase auf die visionären Bilder in der Form, dass sie – unter Bezug auf die Dichotomie ‚inkrementelle Verbesserungen vs. radikale Innovationen in der Medizin' ihres semantischen Feldes – die Marktunfähigkeit der durch die Bilder dargestellten Zukunftsinnovationen von Nanorobotern und Mini-U-Booten thematisieren und die Popularisierung dieser Visionen für das geringe Interesse von Investoren verantwortlich machen. Sie positionieren die Visionen von Nanorobotern und Mini-U-Booten auf der Seite radikaler Innovationen, deren möglicher zukünftiger Marktnutzen bislang völlig unklar und unkalkulierbar ist. Inkrementelle Verbesserungen und marktfähige Produkte werden außerhalb dieser ‚Nanotechnologie' im Bereich pharmazeutischer und mikrotechnischer Miniaturisierungen gesehen. In der Fiktionalisierungsphase verkehren sich jedoch – korrelierend mit den Transformationen in den wissenschaftlichen Diskursen – die Bildbezüge der wirtschaftlichen Diskurse. Nunmehr bewerten *wirtschaftliche Diskurse* Produkte aus Nanopartikeln, die sie zuvor als eher unscheinbare inkrementelle Verbesserungen einstuften, als Vorstufen kommender *radikaler* Innovationen mit hohem

Marktnutzen. Die Visionen der Nanoroboter und Mini-U-Boote sind für sie – entsprechend der Bildbezüge wissenschaftlicher Diskurse – metaphorische Stellvertreter dieser Produkte.

Massenmediale Diskurse interpretieren in der Aufbruchphase – entsprechend der Dichotomie ‚Miniaturisierung der Technik vs. molekulare Konstruktion' ihres semantischen Feldes – die visionären Bilder zwar als Verbildlichung der (alten) Kontinuität fortschreitender Miniaturisierungen von Technik; ihrer Realisierung wird das als neuartig bewertete nanotechnische Design von Molekülen und Atomen vorausgesetzt. In der anschließenden Problematisierungsphase stellen sie dagegen die zuvor konstatierte Neuartigkeit von Nanorobotern und Mini-U-Booten wieder in Frage. Sie beschreiben das spezifisch Neue an der Nanotechnik als noch nicht kopierbares molekulares Design der Natur. Alle gegenwärtigen Entwicklungen der Nanotechnologie werden als bloße Kontinuität alt-bewährter Miniaturisierung interpretiert. Diese Wertung verkehrt sich wiederum in der Fiktionalisierungsphase: Nun positionieren massenmediale Diskurse – korrelierend mit den Umwertungen der wirtschaftlichen Diskurse – dieselben Produktentwicklungen von Nanopartikeln, die sie in der Phase zuvor als altbewährte Miniaturisierungen einstuften, auf der Seite absolut neuartiger molekularer Konstruktionsarbeit.

V.   Wie konstituiert sich die Zukunft der Nanotechnologie durch visionäre Bilder?

Die Verschiebung der Interpretation der Bilder in wissenschaftlichen Diskursen von *Abbildern* einer Zukunft der Nanotechnologie hin zu Metaphern für vielfältige nanotechnische Zukunftsinnovationen (Zukünfte) ermöglicht wirtschaftlichen Diskursen eine *Aufwertung* ihrer Einschätzung der Marktpotenziale von Nanopartikelprodukten. Diese Metaphorisierung der Bilder in wissenschaftlichen Diskursen erweist sich als eine Verarbeitung der sie irritierenden Problematisierungen der marktschädigenden Wirkung von Nanoroboter- und Mini-U-Boot-Visionen durch wirtschaftliche Diskurse. Massenmediale Diskurse forcieren ab ca. 2002 die Aufwertung wirtschaftlicher Erwartungen durch ihre Betonung der Neuartigkeit von Nanopartikel-Produkten. Wirkliche Neuartigkeit hatten sie Ende der 1990er Jahre nur komplexen Nanomaschinen – wie Nanorobotern und Mini-U-Booten – zugeschrieben.

Die Analyse rekonstruierte damit exemplarisch eine kommunikative ‚Erfolgsstory' zweier visionärer Bilder der Nanotechnologie. Diese gründet sich gerade auf die Interpretationsbedürftigkeit und Polysemie der beiden visionären Bilder, welche die am Kommunikationsprozess beteiligten Diskurse immer wieder aufs Neue zu perspektivischen Bildinterpretationen und deren Relationierung mit ihren diskursspezifischen Bewertungen der Zukunftspotenziale der Nanotechnologie anregten. Der Gebrauch der Bilder als Kommunikationsmedien ermöglichte sinnstiftende Kommunikation zwischen wissenschaftlichen, wirtschaftlichen und massenmedialen Bewertungen der Potenziale gegenwärtiger nanotechnologischer Entwicklungen. Damit sind die Bilder nicht nur ein Mittel *zur* Kommunikation. Die visionären Bilder *konstituieren* die Kommunikation. Denn als Medien wechselseitiger Kommunikation der Diskurse betrachtet, eröffnen sie einen *Möglichkeitsraum*, in dem unterschiedliche und variierende Zukünfte der Nanotechnologie denkbar, verhandelbar und diskursspezifisch bewertbar werden.

Für die Zukunft der ‚Nanotechnologie' ist damit nicht entscheidend, ob eine zukünftige Realisierung von durch unsere Körper ‚kriechenden' Nanorobotern erwartet wird, sondern was Nanoroboter und Mini-U-Boote in den Augen der jeweiligen Beobachter repräsentieren.

Anhang: Zum Dokumentenkorpus und den Auswahlkriterien

An Artikeln aus Tages- und Wochenzeitungen, der Wirtschaftspresse und populärwissenschaftlichen Magazinen wurden vorrangig deutschsprachige Dokumente – z. B. aus *Der Spiegel, Frankfurter Allgemeine Zeitung, Financial Times Deutschland, Bild der Wissenschaft, Spektrum der Wissenschaft* – analysiert, die zwischen Mitte der 1990er Jahre bis Ende 2004 erschienen sind. Bei Stichproben in vergleichbaren englischsprachigen Zeitungen und Zeitschriften ergaben sich keine signifikanten Differenzen. In dieser qualitativen Fallstudie fanden sich die zwei analysierten Bilder neben zwei sehr ähnlichen Bildern von Nanorobotern und Mini-U-Booten in 45 von 83 relevanten Dokumenten (siehe Tabelle 3). Als relevant für diese Fallstudie wurden Dokumente erachtet, die gegenwärtige Forschungen und Entwicklungen der Nanotechnologie – vor allem in der Medizin – in Relation zu Zukunftsvisionen von ‚Nanomaschinen' – wie Nanorobotern und Mini-U-Booten – stellen.

Der gleichzeitige Bezug zu den drei semantischen Feldern (siehe Tabelle 1) ließ sich in den Dokumenten beobachten, in denen die beiden Bilder dieses Beitrages verwendet werden. Ähnliche Formationen diskursspezifischer Bildbezüge ließen sich auch in medizinischen Fachzeitschriften – z. B. *Der Onkologe* – beobachten (vgl. Lösch 2004). Bei den Dokumenten aus dem Bereich Fachzeitschriften ließen sich aber im kurzen Untersuchungszeitraum der Fallstudie keine eindeutigen zeitlichen Modifikationen diskursspezifischer Bildbezüge rekonstruieren. Dies lässt sich im Vergleich zur Ereignissensibilität massenmedialer und populärwissenschaftlicher Publikationen u. a. über die langen Zeitspannen begründen, die zwischen der Verfertigung und der Publikation wissenschaftlicher Fachartikel liegt.

Tabelle 3: Verteilung der Bilder auf relevante Dokumente der Fallstudie

Dokumentenbereich	Relevante Dokumente (Vision:‚Nanomaschinen')	Nanomaschinen-Bilder (4 Bilder)	Dokumente allg. zu Nano-Visionen
Wissenschaft (Fachzeitschriften und populärwissenschaftliche Zeitschriften)	35	17	81
Wirtschaft (Zeitungen und Zeitschriften)	10	7	34
Massenmedien (Tages- und Wochenzeitungen)	38	21	121
Summen	83	45	236

Literatur

Assimov, Isaac (1966): *Fantastic Voyage.* Bantam, New York.

Baum, Rudy (2003): „Nanotechnology. Drexler and Smalley make the case for and against ‚molecular assemblers'". In: *Chemical & Engineering News* 81, 37-42.

BMBF (2004): Schulenburg, M.: *Nanotechnologie. Innovationen für die Welt von morgen.* BMBF, Berlin.

Bucchi, Massimiano (2004): „Can genetics help us rethink communication? Public communication of science as a 'double helix'". In: *New Genetics and Society* 23, 269-283.

Coenen, Christopher (2004): „Nanofuturismus, Technikfolgenabschätzung". In: *Theorie und Praxis* 13, H.2, 78-85.

Crichton, Michael (2002): „Herrschaft der Maschinen. Unsere Zukunft mit der Nanotechnologie". In: *Frankfurter Allgemeine Zeitung,* 23.11.2002, 33.

Drexler, K.Eric (2001): „Das molekulare Fließband". In: *Spektrum der Wissenschaft Spezial* 2, 64-65.

Freise, Anette; Janich, Oliver (2002): „Winzlinge nach Maß". In: *Focus-Money,* 18.4.2002, 22-24.

Glimell, Hans (2004): „Grand Visions and Lilliput Politics: Staging the Exploration of the ‚Endless Frontier'". In: Baird, Davis; Nordmann, Alfred; Schummer, Joachim (Hg.): *Discovering the Nanoscale.* IOS Press, Amsterdam, 231-246.

Grunwald, Armin (2006): „Nanotechnologie als Chiffre der Zukunft". In: Nordmann, Alfred;. Schummer, Joachim; Schwarz, Astrid (Hg.): *Nanotechnologien im Kontext. Philosophische, ethische und gesellschaftliche Perspektiven.* Akademische Verlagsgesellschaft, Berlin, 49-80.

Haas, Lucien (2003): „Im Land der Zwerge". In: *Frankfurter Rundschau,* 9.12.2003, 28-29.

Hardy, Anne (1999): „Künstliche Muskeln in Nanoröhrchen". In: *Frankfurter Allgemeine Zeitung,* 23.6.1999, N2.

Heckl, Wolfgang M. (2002): „Wie gefährlich ist die Nanotechnologie?" In: *Frankfurter Allgemeine Zeitung,* 1.12.2002, 28.

Jordan, Andreas (2001): „Nanotechnologie – ein neues Konzept für Diagnostik und Therapie maligener Tumore". In: *Der Onkologe* 10, 1073-1081.

Joy, Bill (2000): „Warum die Zukunft uns nicht braucht". In: *Frankfurter Allgemeine Zeitung,* 6.6.2000, 49.

Jung, Alexander (2001): „Aufbruch in die Zwergenwelt". In: *Der Spiegel,* 22.12.2001, 96-98.

Knop, Carsten (2000): „Die Nano-Roboter kommen". In: *Frankfurter Allgemeine Zeitung,* 27.11.2000, C5.

Knop, Carsten (2003): „Wirtschaften mit den Winzlingen: Was ist Nanotechnologie?" In: *Frankfurter Allgemeine Zeitung,* 19.1.2003, 39.

Kotthaus, Jörg (1999): „Ist ‚Nano' mehr als eine Mode?" In: *Süddeutsche Zeitung,* 19.1.1999, 10.

Leydesdorff, Loet; Hellsten, Iina (2005): „Metaphors and Diaphors in Science Communication: Mapping the Case of Stem-Cell Research". In: *Science Communication* 27/1, 64-99.

Lösch, Andreas (2004): „Nanomedicine and Space: Discursive Orders of Mediating Innovations". In: Baird, Davis; Nordmann, Alfred; Schummer, Joachim (Hg.): *Discovering the Nanoscale.* Amsterdam: IOS Press, 193-202.

Lösch, Andreas (2006a): „Anticipating the Futures of Nanotechnology: Visionary Images as Means of Communication". In: *Strategic Management Technology Analysis & Strategic Management* 18, 3/4, Special Issue on the Sociology of Expectations in Science and Technology, 393-409.

Lösch, Andreas. (2006b): „Means of Communicating Innovations. A Case Study for the Analysis and Assessment of Nanotechnology's Futuristic Visions". In: *Science, Technology & Innovation Studies* 2, 2, 103-125.

Luhmann, Niklas (1987): *Soziale Systeme. Grundriß einer allgemeinen Theorie*. Suhrkamp, Frankfurt/Main.

Luhmann, Niklas (1992): „Die Beschreibung der Zukunft". In: Luhmann, Niklas (Hg.): *Beobachtungen der Moderne*. Westdeutscher Verlag, Opladen, 129-147.

Maasen, Sabine; Weingart, Peter (2000): *Metaphors and the Dynamics of Knowledge*. Routledge, London, New York.

Müller, Bernd (1998): „Aufbruch in die Nanozeit". In: *Bild der Wissenschaft* 4, 52-58.

Nerlich, Brigitte (2005): „'From Nautilus to Nanobo(a)ts: The Visual Construction of Nanoscience'". In: *AzoNano – Online Journal of Nanotechology*, December, <http://www.azonano.com/Details.asp?ArticleID=1466>.

Nordmann, Alfred; Schummer, Joachim; Schwarz, Astrid (Hg.) (2006): *Nanotechnologien im Kontext: Philosophische, ethische und gesellschaftliche Perspektiven*. Akademie Verlag, Berlin.

Pantle, Christian (2000): „Die neue Genesis". In: *Focus* 22, 29.5.2000, 171-175.

Saxl, Ottilia (2002): „Real Nanotechnology versus Science Fiction". In: *Venture Capital Magazine* 3, 10.

Schröter, Hans Georg (2002): „Die Welt der unvorstellbar Kleinen soll zum großen Geschäft werden". In: *Frankfurter Rundschau*, 26.7.2002, 23.

Selin, Cynthia (2002): *Expectations in the Emergence of Nanotechnology*. A paper presented at the 4th Triple Helix Conference Copenhagen, DK, 6.-9. November (Manuskript).

Traufetter, Gerald (2000): „Tauchen im Nanokosmos". In: *Der Spiegel* 16, 168-174.

Vasek, Thomas (2000): „Maschinenbau im Mikrokosmos". In: *Die Zeit*, 23.11.2000, 17.

Waters, Richard (2003): „Nanotech industry wary of Next Big Thing syndrome". In: *Financial Times*, 5.12.2003.

Whitesides, George McClelland (2001): „Lernen von der ältesten Nanomaschine". In: *Spektrum der Wissenschaft Spezial* 2, 68-73.

Wüsthof, Achim (2002): „Nanopartikel transportieren Gene und Medikamente zielgerichtet in erkrankte Gewebe". In: *Die Zeit*, 27.3.2002, 16.

Teil C

Geschlechterdynamiken im Zuge der Etablierung der Nanotechnologie

Ines Weller

Doing Nano – Un/Doing Gender? Gender in der Entwicklung und Gestaltung von Nanotechnologien[1]

I.   Einführung

Die Entwicklung der Nanotechnologie[2] gilt national wie international als zentrales Innovationsthema, ihren Anwendungsmöglichkeiten und Produkten werden außerordentliche wirtschaftliche und wissenschaftliche Potenziale zugeschrieben (BMBF 2006; Luther 2004). Besonders hervorgehoben werden ihre positiven Effekte für die Umwelt, z. B. durch die effizientere Energienutzung von Solarzellen oder durch die Verbesserung der Ressourceneffizienz von Produktionsprozessen. Betont wird auch ihre Bedeutung für die medizinische Versorgung, z. B. durch neue Diagnose- und Therapieansätze (IKU 2005). Industrielle Prozesse und Produkte, Alltag und Konsummuster werden sich unter ihrem Einfluss ebenso verändern wie Anforderungen an den Arbeits-, Verbraucher- und Gesundheitsschutz und der Ressourcenverbrauch von Produktion und Konsum (Paschen et al. 2003; Steinfeld et al. 2004). Nanotechnologische Entwicklungen sind daher als ein bedeutsames Element der wechselseitigen Beziehungen zwischen Technik und Gesellschaft zu betrachten. Dies wirft auch die Frage nach der Bedeutung von Gender und der Wirkmächtigkeit der Geschlechterverhältnisse bei diesen Entwicklungs- und Gestaltungsprozessen auf. Gender als soziale Konstruktion verweist dabei auf die sozialen Prozesse („doing gender"), durch die erzeugt wird, was unter Geschlecht bzw. Geschlechtszugehörigkeit

---

[1]   Dieser Text ist 2007 verfasst worden und bezieht sich daher auf den bis dahin relevanten Stand der Diskussion und Forschung.

[2]   Der Begriff Nanotechnologie wird im Folgenden für das breite Spektrum der Erforschung, Bearbeitung und Herstellung von Strukturen und Materialien in Nano-Dimensionen (kleiner als 100 nm) verwendet. Mit Nanoprodukten und Nanomaterialien sind Produkte und Materialien gemeint, die Stoffe im nanoskaligen Bereich enthalten und/oder nanotechnologisch produziert sind.

verstanden wird (Gildemeister 2004). Der Begriff der Geschlechterverhältnisse fokussiert insbesondere auf die Machtverhältnisse zwischen den Geschlechtern.[3]

Bei der Analyse der Wirkmächtigkeit der Geschlechterverhältnisse lässt sich nach Harding zwischen der individuellen, der strukturellen und der symbolischen Ebene von Gender unterscheiden (Harding 1991). Auf der individuellen Ebene ist beispielsweise nach möglichen Geschlechterdifferenzen in den Einstellungen und Verhaltensweisen zu fragen, die strukturelle Ebene richtet sich insbesondere auf Fragen der geschlechtsspezifischen Arbeits- und Machtteilung. Für die symbolische Dimension von Gender steht die Frage im Vordergrund, wie sich Dichotomisierungen entlang einer geschlechtlich codierten Trennlinie wie z. B. Natur/Kultur, Konsum/Produktion, privat/öffentlich in die Grundannahmen und Begriffe naturwissenschaftlich-technischer Forschungs- und Entwicklungsarbeiten einschreiben (Weller 2004). Dies schließt an der in der naturwissenschafts- und technikbezogenen Geschlechterforschung heute bereits etablierten Unterscheidung zwischen „Women in Science", „Science of Gender" und „Gender in Science" an (siehe Schmidt/Ebeling 2006).

Für die Analyse der Bedeutung von Gender bei der Entwicklung und Gestaltung von Nanotechnologie lassen sich zwei Fragerichtungen unterscheiden. Das ist erstens die Frage, wie Gender sich in die Forschungs- und Entwicklungsprozesse sowie in die Gestaltung nanotechnologischer Produkte einschreibt. Bezugspunkt ist die symbolische Ebene von Gender und die Analyse der Spuren, die Gender und geschlechtlich codierte Dualismen oder Hierarchisierungen in den erkenntnistheoretischen und anwendungsorientierten Grundannahmen hinterlässt, z. B. über die Produktion und Eigenschaften von Nanomaterialien, über ihren Nutzungskontext oder über die mit Hilfe der Nanotechnologie zu lösenden gesellschaftlichen Probleme.

Die zweite Fragerichtung richtet sich auf die Folgen der Ergebnisse und Produkte von Nanotechnologien für die Geschlechterverhältnisse. Im Fokus stehen die Auswirkungen nanotechnologischer Entwicklungen und Produkte auf geschlechtliche Ungleichheitslagen und damit verbunden die individuelle und die strukturelle Ebene von Gender. Diese Fragerichtung ist als eine Art Technikfolgenabschätzung unter der Perspektive Chancengleichheit zu verstehen. Gender und die Geschlechterverhältnisse lassen sich in diesem Zusammenhang als eine Analysekategorie für die Betrachtung und das Verständnis der mit Nanotechnologie verknüpften gesellschaftlichen Transformationsprozesse verstehen.

---

[3] Gender und Geschlechterverhältnisse werden in diesem Beitrag als synonym betrachtet, da sich Gender auch auf die Machtverhältnisse zwischen den Geschlechtern beziehen kann.

Ein erster Blick auf die nanotechnologische Forschung und Entwicklung legt die Vermutung nahe, dass die Relevanz von Gender auf der Ebene der Forschungsinhalte und Entwicklungsziele bislang kaum gezielt untersucht wird.[4] So findet sich beispielsweise in den Diskursen über die gesellschaftlichen und ökologischen Dimensionen sowie über die Kontextualisierung der Nanotechnologie keine explizite Thematisierung von Gender.[5] Aktuell kommen allerdings verstärkt aus der Geschlechterforschung Impulse für die Bedeutung von Gender-Analysen (Lucht 2006; Heymann 2007). Darüber hinaus führt auch das 7. Forschungsrahmenprogramm der EU Gender Issues im Arbeitsprogramm zu Nanotechnologie auf, als explizite Untersuchungsdimension finden sie sich z. B. bei den Themen Risiko, Toxizität und medizinische Anwendungen. Gleichwohl stellen Gender-Analysen bislang nach wie vor eine weitgehende Leerstelle sowohl im technologischen Kern der nanotechnologischen Forschung als auch in den sozialwissenschaftlichen und wissenschaftstheoretischen Diskursen über sie und ihre Folgen dar.

Vor diesem Hintergrund werde ich in meinem Beitrag[6] *erstens* der Frage nachgehen, welche nanotechnologischen Produkte bereits auf dem Markt sind, um damit einen Kontext auszuleuchten, der für meine Gender-Analyse wesentlich ist. *Zweitens* werde ich auf das Konzept Gender Mainstreaming und das Instrument Gender Impact Assessment eingehen. Danach werde ich im *dritten* Teil an Hand des Gender Impact Assessment nach möglichen Folgen der Nanotechnologie für die Geschlechterverhältnisse fragen und hier insbesondere zunächst auf den sich dabei abzeichnenden Forschungsbedarf eingehen. Abschließend werde ich *viertens* einige übergreifende Aspekte aufgreifen, die aus Sicht der feministischen Technikforschung an nanotechnologischer Forschung und Diskursen bemerkenswert sind.

Insgesamt verfolge ich in diesem Beitrag die These, dass Doing Nanotechnologie, die Entwicklungs- und Gestaltungsprozesse der Nanotechnologie, durchaus auch mit Doing Gender, den Konstruktionsprozessen von Geschlecht (Gildemeister/Wetterer 1992), verbunden sind, auch wenn diese Prozesse eher

---

[4] Als „Gender-Thema" wird bislang insbesondere die Förderung und gezielte Gewinnung des weiblichen wissenschaftlichen Nachwuchses verstanden und verfolgt, z. B. im Rahmen der nationalen Initiative „nano4women" und des europäischen Netzwerks „WomenIn-Nano" (http://www.womeninnano.de; http://www.nano-4-women.de)

[5] Beispiele für diese Leerstelle sind u. a. Steinfeld et al. 2004; Swiss Re 2004; Nordmann et al. 2006; Von Gleich et al. 2007; Gazsó 2007.

[6] Für inhaltliche Anregungen und Impulse möchte ich meiner Kollegin Prof. Dr. Christine Eifler vom Zentrum Gender Studies der Universität Bremen danken.

implizit stattfinden und in der Regel nicht auf den ersten Blick erkennbar sind –
ein generelles Merkmal von Doing Gender-Prozessen, was nicht zuletzt auch ihre Wirksamkeit ausmacht.

II.   Nanotechnologie im Alltag

Eine Untersuchung der Folgen der Nanotechnologie für die Geschlechterverhältnisse setzt u. a. voraus, diese auf möglichst konkrete Technologien und Produkte
zu beziehen. Die Perspektive auf den Konsum im privaten Alltag zu richten, bedeutet zudem die Wahrnehmung von und den Umgang mit Nanotechnologie im
Verhältnis zu Produktion/Konsum in den Blick zu nehmen und damit Ergebnisse
der Geschlechterforschung aufzugreifen. Diese kritisiert u. a. an den (Natur-)
Wissenschaften, dass sie vor dem Hintergrund der geschlechtlichen Codierung
und Bewertung von Produktion/Konsum von einer strikten Trennung und Hie-
rarchisierung zwischen beiden ausgehen. Die Geschlechterforschung hat solche
Dichotomien sichtbar gemacht und an vielen Beispielen aufgezeigt, dass diese
vermeintlich strikt getrennten Sphären enge Verbindungslinien aufweisen (aus-
führlicher Weller 2004).

Die Präsenz der Nanotechnologie im privaten Konsum unterstreicht eine Datenbank über nanotechnologische Konsumgüter. Sie verzeichnet aktuell rund
400 Produkte, die auf dem globalen Markt angeboten werden, dazu gehören so
unterschiedliche Produktgruppen wie Kosmetika, Lebensmittelzusatzstoffe,
Textilien, Sportgeräte, Haushaltsgeräte und Kinderspielzeug.[7] Insofern haben
nanotechnologische Konsumprodukte bereits Eingang in den Alltag und die privaten Haushalte gefunden.

Auffallend ist, dass für manche Produkte gezielt mit dem Hinweis auf Nanotechnologie geworben wird, bei anderen dagegen darüber kaum Informationen
zugänglich sind: Erstere finden sich insbesondere in den Bereichen Haushalt,
Sport und Kosmetika, letztere im Bereich Lebensmittel und Lebensmittelver-
packung.

Eine erste Recherche der auf dem Markt und insbesondere über das Internet
für den privaten Konsum angebotenen und gezielt herausgestellten nanotechnologischen Produkte zeigt, dass sie insbesondere mit den Eigenschaftsprofilen
und Qualitätsmerkmalen Sauberkeit/Pflegeleichtigkeit und Gesundheit/Hygiene

---

[7]   Siehe „A Nanotechnology Consumer Products Inventory"
      (http://www.nanotechproject.org/44/con-sumer-nanotechnology [30.03.2007])

beworben werden. Zu den Produkten, die innovative Effekte im Bereich Pflegeleichtigkeit/Sauberkeit durch den Einsatz von Nanotechnologie versprechen, gehören selbst reinigende Oberflächen wie z. B. Duschkabinen und Fensterscheiben sowie nanotechnologische Pflegeprodukte zur Versiegelung von Oberflächen. Für den Bereich Gesundheit/Hygiene lassen sich beispielhaft Haushaltsgeräte wie Kühlschränke und Waschmaschinen anführen, die antibakteriell wirksame Silberionen im Nano-Maßstab abgeben.

Dies weist auf einen ersten Ansatzpunkt für die Frage nach Verknüpfungen zwischen Doing Nano und Doing Gender hin, der im Rahmen einer vertieften Gender-Analyse weiter zu untersuchen wäre: Inwiefern tragen nanotechnologische Produkte, die sich auf den „weiblich" konnotierten Haushaltsbereich beziehen und mit den Eigenschaften Pflegeleichtigkeit, Gesundheit und Hygiene auf geschlechtsspezifisch angelegte Verantwortungszuwiesungen zurückgreifen, zur Re-Konstruktion bzw. Konstruktion von Geschlechterbedeutungen bei? Dies lenkt auf die übergreifende Frage, inwiefern bei welchen Produkten bzw. Konsumbereichen die Diffusion von Nanotechnologie geschlechtlich codiert und kommuniziert wird und welche Ziele damit verfolgt werden.

Ein anderer Aspekt zeigt sich bei der Verwendung nanotechnologischer Produkte in Lebensmitteln sowie in Lebensmittelverpackungen.[8] Da VerbraucherInnen darüber keinerlei Informationen erhalten, wird ihnen grundsätzlich die Möglichkeit genommen, bei ihren Kaufentscheidungen den Einsatz der Nanotechnologie mit zu berücksichtigen.[9] Diese fehlende Transparenz im Lebensmittelbereich trägt zur Entmündigung der privaten KonsumentInnen bei und wurde auch in der Verbraucherkonferenz zu Nanotechnologie in Lebensmitteln, Kosmetika und Textilien stark kritisiert (BfR 2006). Darüber hinaus bringt sie die Vorrangstellung der ökonomischen und technischen Rationalität der Produktionssphäre gegenüber der Konsumsphäre zum Ausdruck.

Abschließend lässt sich festhalten, dass nanotechnologische Produkte bereits im privaten Alltag präsent, wenn auch wegen der fehlenden Kennzeichnungspflicht nur wenig als solche identifizierbar sind. Ihre Betrachtung bietet erste Hinweise, dass sowohl in die Herstellung als auch in den Konsum nanotechnolo-

---

[8] Beispielsweise wird über Nanotechnologie in Tomatenketchup, Tütensuppen und Schokoriegeln geforscht. Ob diese schon auf dem Markt sind, ist unklar (vgl. Mraz 2007).

[9] Hintergrund mag die Erfahrung der Nahrungsmittelindustrie mit der Kennzeichnungspflicht von Gentechnik sein, die zur Entscheidung vieler VerbraucherInnen gegen gentechnisch hergestellte Nahrungsmittel führte.

gischer Produkte Doing Gender-Prozesse eingeschrieben sind, zugleich wird erheblicher Forschungsbedarf deutlich.

III.   Gender Impact Assessment

Mit der Etablierung von Gender Mainstreaming stellt sich auch für Forschung und Entwicklung die Anforderung, die vielfach unsichtbaren Gender Impacts von Technologieentwicklung zu bestimmen. Hierfür wurde als ein Instrument das Gender Impact Assessment (GIA) entwickelt (Schultz et al. 2001; Schultz/ Hummel 2002). Ziel ist die Bestimmung der Folgen naturwissenschaftlich-technischer Forschung für Chancengleichheit, die sowohl die Überprüfung gleichstellungspolitischer Zielstellungen als auch das Herausarbeiten inhaltlicher Genderaspekte umfasst.

Für die naturwissenschaftlich-technische Umweltforschung wurden bereits mehrere Gender Impact Analysen durchgeführt und erprobt (Schultz/Hummel 2002; Weller et.al. 2003). Als Ergebnis liegt ein GIA-Prototyp vor, der für die Gender-Analyse drei Untersuchungsebenen vorsieht (ISOE o. J.):

- Gestaltungsmacht von Frauen und Männern
- Geschlechtsspezifische Arbeitsteilung
- Auswirkungen auf die menschliche Reproduktion und Gesundheit

Zu unterscheiden ist dabei zwischen unmittelbar Betroffenen, den NutzerInnen und AnwenderInnen als Zielgruppen neuer Technologien und Forschungsergebnisse sowie den mittelbar Betroffenen, z. B. AnwohnerInnen einer Produktionsanlage. Im Unterschied zu anderen Gender-Checklisten, wie sie z. B. im Rahmen des Projekts „DiscoverGender" erarbeitet wurden (Bührer/Schraudner 2006), zielt es nicht vorrangig auf die Berücksichtigung der Anforderungen potenzieller KundInnen, sondern nimmt auch die Folgen für BürgerInnen allgemein sowie die strukturelle Ebene der Geschlechterverhältnisse in den Blick. Damit schließt es an die individuelle und strukturelle Ebene von Gender an.

IV.   Gender Impacts der Nanotechnologie

Entlang der drei Prüfdimensionen des GIA werde ich nun erste Überlegungen und Forschungsfragen zu Gender Impacts der Nanotechnologie entwickeln.

Gestaltungsmacht von Frauen und Männern

Diese Ebene schließt direkt an die Debatte über die Beteiligung von Frauen und (Männern) in den Technik- und Naturwissenschaften an. Sie bezieht sich auf das formale Ziel der Chancengleichheit und die angemessene Partizipation beider Geschlechter. Eine systematische Erhebung der Frauen- bzw. Männeranteile in der Nanotechnologie steht allerdings noch aus. Genauere Daten werden erstmals im Rahmen des europäischen Netzwerks „WomenInNano" in Form einer Internetbefragung erhoben, die sich an europäische Forschungsprojekte zur Nanotechnologie richtet.[10]

In Deutschland gehen erste grobe Schätzungen von einem Frauenanteil zwischen 10%[11] und 15%[12] aus, wobei die Zuordnung zur Nanotechnologie wegen der unklaren Definition schwierig ist und sich die Daten sowohl auf Forschung als auch auf Studiengänge beziehen. Werden sie zu Grunde gelegt, würde dies dafür sprechen, dass die Situation in der Nanotechnologie der in den Ingenieurwissenschaften allgemein entspräche. Hier lag der Anteil von Frauen am wissenschaftlichen Personal 2004 bei 13,2%[13].

Die niedrigen Frauenanteile sind aus zwei Gründen bemerkenswert: Erstens konnte bei der Einführung anderer „neuer" Technologien, z. B. Informatik oder Erneuerbare Energien, zunächst ein erhöhter Frauenanteil festgestellt werden, der mit ihrer Etablierung allerdings wieder zurückging (z. B. Schreyer 2006). Zweitens erstaunt die geringe Beteiligung von Frauen vor dem Hintergrund, dass die Entwicklung der Nanotechnologie in Deutschland stark von der EU-Forschung geprägt ist. In diesem Kontext hat aber die formale Ebene Chancengleichheit des Gender Mainstreaming einen hohen Stellenwert. Insofern wäre eigentlich zu erwarten, dass Maßnahmen und Strategien zur gezielten Gewinnung von Frauen bereits ihre Wirkung entfaltet hätten.

Nach Gründen für diesen erklärungsbedürftigen Befund wird nach meinem Eindruck bislang nicht gefragt. Ein Erklärungsansatz könnte die bereits im Begriff Nano*technologie* mitschwingende Verortung in den Ingenieurwissenschaften sein. Damit könnte implizit gerade die für Deutschland traditionell enge Verknüpfung zwischen Ingenieurskunst und Männlichkeitskonstruktionen asso-

---

[10] http://www.womeninnano.de [31.08.2006]
[11] In einer Mitteilung des VDE vom 15.11.2006 wird der Frauenanteil in der Nanotechnologie in Deutschland auf rund 10% geschätzt (http://www.vde.com/NR/rdonlyres/-11015926-5486-4B31-BBAA-B782A001C9B6/7585/74_Nanotechnik_Okt.pdf).
[12] http://www.nano4women.de [29.03.2007]
[13] www.cews.org/statistik/hochschulen.php

ziativ revitalisiert werden. Dieser Erklärungsversuch schließt an die von Lucht problematisierte begriffliche Engführung der Nanowissenschaften auf Nanotechnologie an (Lucht 2006). Ein zweiter Erklärungsversuch führt zu der Frage, welche Vorstellungen über gewünschte und unerwünschte gesellschaftliche Entwicklungen implizit in den Visionen der Nanotechnologie enthalten sind und inwiefern sich diese auf die Beteiligung von Frauen bzw. Männern auswirken.

Grundsätzlich umfasst die Analyse der Gestaltungsmacht von Frauen und Männern noch eine zweite Ebene insofern, dass auch die Einflussmöglichkeiten nicht professioneller Akteure auf die Entwicklung, Gestaltung und Verwendung nanotechnologischer Produktionsprozesse und Produkte zu bestimmen ist. Ihre Bedeutung ergibt sich aus der Tatsache, dass von den Folgen der Nanotechnologie alle Mitglieder der Gesellschaft betroffen sind und deswegen grundsätzlich auch darüber nachgedacht werden muss, wie den verschiedenen gesellschaftlichen Gruppen Mitgestaltungsmöglichkeiten für Forschung und Entwicklung allgemein ermöglicht werden (Schultz 1998). Ein erster Schritt in diese Richtung ist die bereits erwähnte Verbraucherkonferenz, die allerdings noch um die Vorstellungen und Erwartungen von BürgerInnen an die Entwicklung und Ziele der Nanotechnologie erweitert werden müsste.

Geschlechtsspezifische Arbeitsteilung

Geschlechtsspezifische Arbeitsteilung hat zwei Seiten: Sie umfasst erstens die horizontale, geschlechtsspezifische Segregation des Arbeitsmarktes, die sich in dem überproportionalen Anteil von Männern und Frauen in je spezifischen Berufsfeldern und Branchen ausdrückt. Beispielsweise weisen die vergleichsweise gut entlohnten IT-Berufe einen vergleichsweise hohen Männeranteil auf, während Frauen insbesondere in den unterdurchschnittlich entlohnten Gesundheitsberufen vertreten sind (Cornelißen 2005). Zweitens drückt sich die geschlechtsspezifische Arbeitsteilung im Bereich der Versorgungs- und Reproduktionsarbeiten darin aus, dass die Alltagsorganisation noch immer als „weiblicher" Aufgabenbereich gilt. Männer verwenden mit wöchentlich 19,5 Stunden deutlich weniger Zeit für unbezahlte Arbeit als Frauen mit 31 Stunden. Verändert hat sich in den letzten zehn Jahren, dass Frauen 2001/2002 im Vergleich zu 1991/1992 rund 10% weniger Zeit für die unbezahlte Arbeit aufwenden (BMFSFJ 2003).

Zu den Folgen nanotechnologischer Forschung und Entwicklung für den Arbeitsmarkt liegen keine genderbezogenen Daten vor. Insgesamt wird der Nanotechnologie eine hohe Bedeutung für Beschäftigung zugewiesen, die bisherigen Analysen gehen von derzeit rund 50.000 Arbeitsplätzen mit erheblichen Zuwachsraten in Deutschland aus (Deutscher Bundestag 2006). Es wird aber weder diskutiert, welche Branchen und Berufsfelder zu den Gewinnern und welche zu den Verlierern durch die Entwicklungen der Nanotechnologie gehören könnten, noch werden damit in Zusammenhang stehende mögliche Veränderungen für die Erwerbsarbeitschancen für Frauen und Männer erörtert. Aus der Perspektive Gender Mainstreaming stellt sich jedoch als zentrale Anforderung, die Arbeitsplatzchancen und -risiken der Einführung der Nanotechnologie für Frauen und für Männer zu überprüfen. Auf nationaler Ebene würde dies erfordern, die Entwicklung neuer Arbeitsplätze rund um nanotechnologische Innovationen mit geschlechtsspezifisch disaggregierten Daten zu beobachten.

Die Wirkungen der Nanotechnologie für die geschlechtsspezifische Arbeitsteilung im Haushalt lassen sich ebenfalls noch nicht beurteilen. Auf der einen Seite versprechen nanotechnologische Produkte, die selbst reinigende und Schmutz abweisende Oberflächen erzielen, eine Reduzierung des Aufwandes für Reinigungsarbeiten im Haushalt, die auch nach der aktuellen Zeitbudgetstudie überwiegend von Frauen übernommen werden (BMFSFJ 2003). Auf der anderen Seite haben Studien der feministischen Technikforschung die Annahme widerlegt, dass die zunehmende Technisierung der Haushalte zur Reduzierung der Hausarbeit führt (Cowan 1983; Meyer/Schulze 1994). Beispielsweise können sich durch nanotechnologische Produkte im Alltag die Anforderungen an die Informationsbeschaffung verändern. So könnte es angesichts der erheblichen Zunahme von Allergien notwendig werden, sich auch über die Inhaltsstoffe nanotechnologischer Produkte und Artefakte sowie über die Bewertung ihrer gesundheitlichen Wirkungen zu informieren und die hierfür erforderliche Übersetzungsarbeit zwischen wissenschaftlichen und alltagsbezogenen Denk- und Handlungsmustern zu leisten. Dies würde einen Mehraufwand für Frauen insbesondere in der Familienphase bedeuten, da die Gesundheitsverantwortung für die Familie überwiegend in ihren Zuständigkeitsbereich fällt (Schultz 1998).

Auswirkungen auf die menschliche Reproduktion und Gesundheit

Die Einschätzung der gesundheitlichen Risiken nanotechnologischer Produktionsverfahren und Produkte stellt einen zentralen Kern der Debatten über die Chancen und Risiken der Nanotechnologie dar (Swiss Re 2004; Luther 2004; UBA 2006). Als eine grundlegende Frage wird dabei diskutiert, inwieweit nanotechnologische Produkte wegen ihrer neuen Eigenschaften und Funktionalitäten, die auf der Nanoskaligkeit basieren, neue Risiken und Expositionspfade bergen und damit auch neue Bewertungs- und neue Testverfahren erfordern. Jenseits dieser kontrovers geführten Debatte wird jedoch übereinstimmend ein erheblicher Forschungsbedarf über die Risiken der Nanotechnologie betont. Es fehlen sowohl das erforderliche toxikologische Wissen als auch geeignete Testverfahren, beides grundlegende Voraussetzungen für die Risikobeurteilung. Aus Sicht des Verbraucherschutzes ist darüber hinaus problematisch, dass keine Regulationen für die Verwendung von nanotechnologischen Produkten in Konsumgütern existieren und Zulassungsverfahren für ihre Verwendung fehlen (BfR 2006). Aus der Perspektive Gender Mainstreaming und der dabei geforderten Überprüfung der Verteilung von Chancen und Risiken zwischen den Geschlechtern verschärft sich dieses Wissensdefizit noch einmal. Deutlich wird erheblicher Forschungsbedarf über mögliche Unterschiede zwischen den Geschlechtern in der Exposition, in den gesundheitlichen Folgen und der Risikowahrnehmung nanotechnologischer Prozesse und Produkte. Für die industrielle Produktion schließt sich als ein Beispiel für eine konkretere Untersuchungsfrage an, ob und mit welchen Arbeitsschutzkonzepten nanotechnologische Produktionsverfahren in Branchen mit hohen Frauen- bzw. Männeranteilen wie der Textilindustrie auf der einen Seite und der Automobilindustrie auf der anderen Seite verwendet werden, welche Konsequenzen sich daraus für die Exposition und die gesundheitliche Belastung der betroffenen Berufsgruppen ergeben und welche Erkenntnisse über mögliche Geschlechterdifferenzen vorliegen und berücksichtigt werden.

Eine weitere Leerstelle aus Genderperspektive bildet die Nutzungsphase und das Wissen über die Verwendung nanotechnologischer Produkte im Alltag, ihre Risiken und Nutzungsmuster. Dass gerade über den Gebrauch von Nanoprodukten und ihre Folgen für die Gesundheit der NutzerInnen kaum Wissen zur Verfügung steht, wird auch im allgemeinen Risikodiskurs über Nanotechnologien als Problem gesehen (Swiss Re 2004). Diese Leerstelle lässt sich zugleich als Hinweis auf die geringe strukturelle und erkenntnistheoretische Berücksichtigung der weiblich codierten Konsumphase und als Ausdruck der hierarchischen Bewertung von Produktion/Konsum verstehen. Sie schließt an das allgemeine Wissensdefizit über die Verwendung, Exposition und die Wirkung von Chemikalien allgemein an, die in den alltäglich genutzten Konsumprodukten enthalten sind (OECD 2001). Für die nanotechnologischen Produkte verschärft sich dieses Problem insofern, als von vielen Seiten bezweifelt wird, dass das bisherige Wissen über das Verhalten von Stoffen sowie die daraus abgeleiteten

Ansätze und Instrumente für den Gesundheits- und Umweltschutz auf die Nanotechnologie übertragen werden können. Während man zunächst davon ausging, dass die Größe sich nicht auf die Wirkung von Stoffen auswirkt, gibt es heute vermehrt Hinweise dafür, dass die Größe oder besser gesagt Kleinheit sowie die Form von Stoffen ein eigenes Gefährdungspotenzial darstellen kann, wofür Asbest ein bekanntes und eindringliches Beispiel darstellt.

Die Leerstelle der Nutzung lässt sich darüber hinaus als ein Indiz für die Entkontextualisierung nanotechnologischer Forschung und Entwicklung verstehen: Bei den technologisch-naturwissenschaftlichen Entwicklungs- und Gestaltungsprozessen werden die Wechselbeziehungen zwischen gesellschaftlichen und stofflich-materiellen Prozessen konzeptionell kaum berücksichtigt. Es wird von der Einbindung der nanotechnologischen Produkte und Prozesse in das „reale" Leben jenseits der Laborbedingungen, unter denen nanotechnologische Produkte und Artefakte entwickelt und hergestellt werden, abstrahiert (Weller 2006).

Insgesamt ist für diese Prüfdimension festzuhalten, dass nanotechnologische Produkte den bisherigen gesellschaftlichen Umgang mit Stoffen und Materialien noch einmal verschärfen. Auch ihre Entwicklung folgt einer naturwissenschaftlich-technisch und ökonomisch dominierten Logik, die der Einbindung der entwickelten Produkte und Materialien in die komplexen und unterschiedlichen Formen und sozialen sowie materiellen Kontexte ihrer Nutzung konzeptionell wenig Rechnung trägt.

Insgesamt zeigt die Analyse von Gender Impacts, dass sie die Aufmerksamkeit auf die Einbindung von Nanoprodukten in soziale Handlungskontexte lenkt, indem sie nach den Folgen für die Geschlechterverhältnisse fragt. Insofern kann Gender als ein Eye-Opener für die Einbindung der Nanotechnologie in gesellschaftliches Handeln fungieren.

V. Ausblick

Abschließend möchte ich noch erste Überlegungen mit Bezug zu dem Ansatz von Donna Haraway vorstellen, der einen starken Einfluss auf die naturwissenschaftliche und technikbezogene Geschlechterforschung hat. In ihren wissenschaftstheoretischen Arbeiten hat sie bereits in den 1980er Jahren herausgearbeitet, dass mit den neuen technologischen Entwicklungen wie Internet und Biotechnologie die traditionellen Dichotomien zwischen Natur und Kultur, zwischen Gesellschaft und Technik an Bedeutung verlieren (Haraway 1995). Zur Illustrierung dieser Überlegungen schuf sie die Figur der Cyborgs, in denen als

Mischwesen zwischen Natur und Kultur diese Trennungen überwunden sind. Von dieser „Neuerfindung der Natur" erwartet sie auch mögliche Neu-Konstruktionen von Geschlecht und die Auflösung der Geschlechterdualismen.

In nanotechnologischen Entwicklungen findet sich diese Idee der Neuerfindung der Natur wieder, denn durch die Gestaltung neuer Produkte auf atomarer Ebene verliert die Unterscheidung zwischen natürlich und künstlich an Relevanz. Auf der Nanoebene lässt sich grundsätzlich nicht mehr zwischen natürlich und synthetisch hergestellten Produkten unterscheiden. Wissenschaftstheoretisch wäre daher zu vermuten, dass damit auch Geschlechterdualismen an Relevanz verlieren. Für eine solche Entwicklung bieten die vorgestellten Überlegungen und ersten Schritte einer Gender-Analyse allerdings noch keine Hinweise.

Angesicht der oben entwickelten Fragen zu den Gender Impacts der Nanotechnologie und ihrer Vision, Stoffe, Materialien und Technologien ganz gezielt auf eine bestimmte Anwendung oder Eigenschaft hin zu konzipieren, halte ich mit Bezug auf Donna Haraway für besonders relevant die Frage nach dem „Cui Bono": Wer profitiert von den nanotechnologischen Innovationen und wer trägt die Risiken? Wer entscheidet, welche Anwendungen und Eigenschaften verfolgt werden und welche nicht? Wessen Probleme werden adressiert und wessen nicht? Welche Rolle spielen dabei der Markt und seine Ökonomie? Dies verweist – nicht allein, aber auch aus Genderperspektive – auf die Notwendigkeit, zu diesen Fragen gesellschaftliche Debatten zu eröffnen und zu führen, die nicht allein auf einer naturwissenschaftlich-technisch und ökonomisch geprägten Problemsicht professioneller Akteure basieren, sondern vielfältige und heterogene gesellschaftliche und soziale Perspektiven berücksichtigen.

Literatur

BfR (Bundesinstitut für Risikobewertung) (2006): *Verbraucherkonferenz zur Nanotechnologie in Lebensmittel, Kosmetika und Textilien.* Verbrauchervotum zur Nanotechnologie vom 20. November 2006 (http://www.bfr.bund.de/cm/220/verbrauchervotum_zur _nanotechnologie [8.06.2007])

BMBF (Bundesministerium für Bildung und Forschung) / Projektträger des BMBF (Hg.) (2006): *Zukunftstechnologien. Von der Idee zur Anwendung.* Bonn.

BMSFSJ (Bundesministerium für Familie, Senioren, Frauen und Jugend) (Hg.) (2003): *Wo bleibt die Zeit? Die Zeitverwendung der Bevölkerung in Deutschland 2001/2002.* Bonn.

Bührer, Susanne; Schraudner, Martina (Hg.) (2006): *Gender-Aspekte in der Forschung. Wie können Gender-Aspekte in Forschungsvorhaben erkannt und bewertet werden?* Fraunhofer IRB Verlag, Karlsruhe.

Cornelißen, Waltraud (Hg.) (2005): *Gender-Datenreport. 1. Datenreport zur Gleichstellung von Frauen und Männern in der Bundesrepublik Deutschland.* Im Auftrag des Bundesministeriums für Familie, Senioren, Frauen und Jugend (BMFSFJ). München (http://www.bmfsfj.de/Publikationen/genderreport/root.html)

Cowan, Ruth Schwartz (1983): *More Work for Mother: The Ironies of Household Technology from the Open Hearth to the Microwave.* Basic Books, New York.

Deutscher Bundestag (2006): *Potenziale und Risiken der Nanotechnologie. Antwort der Bundesregierung auf eine Kleine Anfrage.* Drucksache 16/2150, Berlin.

Ebeling, Smilla; Schmitz, Sigrid (2006): *Geschlechterforschung und Naturwissenschaften. Einführung in ein komplexes Wechselspiel.* VS-Verlag, Wiesbaden.

Gazsó, André; Greßler, Sabine; Schiemer, Fritz (Hg.): *nano – Chancen und Risiken aktueller Technologien.* Springer Verlag, Wien, New York.

Gildemeister, Regine (2004): „Doing Gender: Soziale Praktiken der Geschlechterunterscheidung". In: Becker, Ruth; Kortendiek, Beate (Hg.): *Handbuch der Frauen- und Geschlechterforschung. Theorie, Methoden, Empirie.* VS Verlag für Sozialwissenschaften, Wiesbaden, 132-140.

Gildemeister, Regine; Wetterer, Angelika (1992): „Wie Geschlechter gemacht werden. Die soziale Konstruktion der Zweigeschlechtlichkeit und ihre Reifizierung in der Frauenforschung". In: Knapp, Gudrun-Axeli; Wetterer, Angelika (Hg.): *Traditionen, Brüche: Entwicklungen feministischer Theorie.* Kore, Freiburg/Brsg., 201-254.

Haraway, Donna (1995): *Die Neuerfindung der Natur. Primaten, Cyborgs und Frauen.* Campus, Frankfurt/New York.

Harding, Sandra (1991): *Feministische Wissenschaftstheorie. Zum Verhältnis von Wissenschaft und Geschlecht.* Argument, Hamburg.

Heymann, Dagmar (2007): „Nanotechnologie: Was ist dran an der ‚Zukunftstechnologie schlechthin'?" Annäherung aus feministischer Perspektive". In: *Koryphäe 41/07,* 26-30.

IKU (2005): *Synthetische Nanopartikel. Blick auf Umwelt- und Gesundheitsaspekte.* Im Auftrag des Umweltbundesamtes. Dortmund.

ISOE (Institut für sozialökologische Forschung) (o. J.): *Gender Impact Assessment – Prototyp* (http://www.isoe.de/ftp/GIA_Prototyp_ISOE.pdf; [01.04.2006])

Lucht, Petra (2006): „Geschlechterforschung. Ein weißer Fleck auf der Nano-Landkarte". In: *Politische Ökologie* 101, 30-32.

Luther, Wolfgang (2004): „Industrial application of nanomaterials – chances and risks. Technology analyses". In: *Future Technology* No. 54. Düsseldorf.

Meyer, Sibylle; Schulze, Eva (1994): *Alles automatisch - Technikfolgen für Familien.* Edition Sigma, Berlin.

Mraz, Gabriele (2007): „Schöne neue Nanoküche. Nanotechnologie in Landwirtschaft, Lebensmittelproduktion und Küchentechnik". In: *Koryphäe 41/07,* 15-19.

Nordmann, Alfred; Schummer, Joachim; Schwarz, Astrid (2006): *Nanotechnologien im Kontext. Philosophische, ethische und gesellschaftliche Perspektiven.* Akademische Verlagsgesellschaft, Berlin.

OECD (Organisation for Economic Co-Operation and Development) (2001): *Environmental Outlook.* Paris.

Paschen, Herbert et al. (2003): *TA-Projekt Nanotechnologie. Arbeitsbericht Nr. 92.* Berlin, Büro für Technikfolgen-Abschätzung beim Deutschen Bundestag.

Schmidt, Sigrid; Ebeling, Smilla (2006): „Geschlechterforschung und Naturwissenschaften. Eine notwendige Verbindung". In: Ebeling, Smilla; Schmitz, Sigrid (Hg.): *Geschlech-*

terforschung und Naturwissenschaften. Einführung in ein komplexes Wechselspiel. VS Verlag für Sozialwissenschaften, Bielefeld, 7-32.

Schreyer, Franziska (2006): „Hoch qualifizierte Technikfrauen – Studium, Arbeitsmarkt, Zukunft". In: Buhr, Regina (Hg.): *Innovationen – Technikwelten, Frauenwelten. Chancen für einen geschlechtergerechten Wandel des Innovationssystems in Deutschland.* Wostok Verlag, Berlin, 43-56.

Schultz, Irmgard (1998): „Produktgestaltung und die Gestaltungsmacht von Frauen". In: Wächter, Christine et al. (Hg.): *Technik Gestalten. Interdisziplinäre Beiträge zu Technikforschung und Technikpolitik.* Profil Verlag, München, Wien, 329 – 340.

Schultz, Irmgard; Hummel, Diana; Hayn, Doris; Empacher, Claudia (2001): *Gender in Research - Gender Impact Assessment of the specific programmes of the Fifth Framework Programme: Environment and Sustainable Development Sub-Programme*, Final Report, Brussels.

Schultz, Irmgard; Hummel, Diana (2002): „Der Zusammenhang von Gender und Technik – Ergebnisse einer Genderanalyse des EU-Programms ‚Environment and Sustainable Development'". In: *Technikfolgenabschätzung, Theorie und Praxis.* Karlsruhe, 11. Jg., Nr. 2, 36-44.

Steinfeld, Michael; von Gleich, Arnim; Petschow, Ulrich; Haum, Rüder; Chudoba, Thomas; Haubold, Stephan (2004): *Nachhaltigkeitseffekte durch Herstellung und Anwendung nanotechnologischer Produkte.* Schriftenreihe des IÖW 177/04, Berlin.

Swiss Re (Schweizerische Rückversicherungs-Gesellschaft) (2004): *Nanotechnologie. Kleine Teile – große Zukunft?* Zürich.

UBA (Umweltbundesamt) (2006): *Nanotechnik: Chancen und Risiken für Mensch und Umwelt.* Hintergrundpapier, Berlin.

Von Gleich, Arnim; Petschow, Ulrich; Steinfeldt, Michael (2007): „Nachhaltigkeitspotenziale und Risiken von Nanotechnologien – Erkenntnisse aus der prospektiven Technikbewertung und Ansätze zur Gestaltung". In: Gazsó, André; Greßler, Sabine; Schiemer, Fritz (Hg.): *nano – Chancen und Risiken aktueller Technologien.* Springer Verlag, Wien, New York, 61-82.

Weller, Ines; Fischer, Karin; Hayn, Doris; Schultz, Irmgard (2003): *Gender Impact Assessment der Angewandten Umweltforschung Bremen.* Abschlussbericht. Bremen. (http://www.artec.uni-bremen.de/files/aktuelles/bremengia.pdf)

Weller, Ines (2004): *Nachhaltigkeit und Gender. Neue Perspektiven für die Gestaltung und Nutzung von Produkten.* Ökom Verlag, München.

Weller, Ines (2006): „Geschlechterforschung in der Chemie: Spurensuche in der Welt der Stoffe". In: Ebeling, Smilla; Schmitz, Sigrid (Hg.): *Geschlechterforschung und Naturwissenschaften.* VS Verlag für Sozialwissenschaften, Wiesbaden, 117-138.

Esther Ruiz Ben

Nanoelektronik und Informatik: Geschlechtersegregation bei verwandten Arbeitsfeldern?

I.   Einführung

Die Nanotechnologie[1] stellt eine interdisziplinäre und branchenübergreifende Herangehensweise dar, die viele Innovationserwartungen in der Elektronik, Optik, Biotechnologie oder bei neuen Materialien verspricht. Prinzipiell nutzt man in der Nanotechnologie das Konstruieren mit elementaren Einheiten, nämlich Atomen und Molekülen. Darüber hinaus stellt man auch durch Verkleinerungen neue Strukturen her. In der Informatik bzw. im verwandten Bereich der Elektronik spielt Nanotechnologie eine wichtige Rolle für die Entwicklung von neuen

---

[1]   Nach der letzten umfassenden internationalen Studie der OECD (Palmberg/ Dernis/ Miguet Juni 2009, 17-18) über den Stand der Nanotechnologie, in der verschiedene Definitionen dieser Disziplin analysiert werden, wird auf folgende gemeinsame Aspekte solcher Definitionen wie dem Willen nach *„control"*, *„manipulation"* or *„handling of matter at a very small scale"* hingewiesen. Darüber hinaus werden zwei verschiedene Herangehensweisen unterschieden, die für vergleichende interregionale und -nationale Analysen über Forschungsschwerpunkte sehr relevant sind, denn die so genannten „bottom-up" Herangehensweise erfordert mehr Interdisziplinarität zwischen der Physik, der Chemie und der Biologie (ebd., 60 ff.) als die so genannten „top-down" Verfahren, die eher im Bereich der Mikro- bzw. Nanoelektronik und vor allem durch multinationale Unternehmen in ITK-Bereich angewandt werden: *„Nanotechnology has emerged from converging developments of various subfields within physics, biology and chemistry through the joint realisation of new opportunities of research and engineering at the nanoscale. A distinction is often made between the so called ‚top-down' and the ‚bottom-up' approaches to nanoscale engineering. The ‚top-down' approach is essentially an incremental continuation of research and development trajectories of physics. This top-down approach manipulates materials down to the nanoscale through elaborations of existing lithography, cutting, etching, electro-spinning or miling techniques. The ‚bottom-up' approach follows a different trajectory in that it creates new materials at the nanoscale through e.g. various deposition, nanoparticle synthesis, and liquid-phase processes."* (ebd.)

Hardwareprodukten, die durch die enorme Beschleunigung der Innovationen in den Informations- und Telekommunikationstechnologien (ITK-Branche) und vor allem durch die schnell wachsenden Miniaturisierungs- und Leistungsanforderungen in der ITK-Branche immer notwendiger werden. So kann beispielsweise mittels eines nanomechanischen Verfahrens eine tausendfach höhere Datendichte im Vergleich zu herkömmlichen Speichertechniken erreicht werden. Man kann hier von einem Transformationsprozess von Mikro- zur Nanoelektronik sprechen bzw. von der Weiterentwicklung der Miniaturisierung im Hardwarebereich, bei der schon in den neunziger Jahren z. B. mit dem IBM Projekt „Millipede" einer der ersten experimentellen Meilensteine für diese Technologie gelegt wurde.[2] In der ersten Phase der Entwicklung der ITK-Branche stand die Hardware im Zentrum, während heutzutage v. a. Dienstleistungen die Dynamik der Branche prägen. Doch durch die enormen Leistungsanforderungen von Softwareprodukten werden die Grenzen von Hardwareprodukten schnell erreicht. Eine immer größere „Memory" bzw. Speicherkapazität der Hardware ist erforderlich, um immer größere Mengen von Daten auf immer kleiner werdendem Raum verarbeiten zu können. Um dies zu erzielen, wird gerade in die Nanoelektronik derzeit neue Hoffnung[3] gesetzt (siehe Bitkom 2005).

Hier stellt sich die Frage, welche Implikationen diese Innovation für die Institutionalisierung eines neuen Forschungs- und Arbeitsfeldes und weiterhin für die Beteiligung von Frauen in diesem Prozess haben könnte.

Speziell im Hardwarebereich der ITK-Branche und auch in jenen Feldern der Informatik, die auf Hardware spezialisiert sind, stellen Frauen eine kleine Min-

---

[2] Bundesamt für Sicherheit in der Informationstechnik (2007: 43) *Nanotechnologie*. Berlin. http://www.bsi.de/literat/studien/nanotech/Nanotechnologie.pdf

[3] So zum Beispiel erklären Jones und Akola (2007) in einem aktuellen Bericht des CNI in Jülich, dass die Limitierungen von „flash memory" die Motivation für die Suche neuer technischer Möglichkeiten sind: *„Memory devices that are independent of a power supply have obvious advantages, and some are familiar to us all. The ubiquitous USB-sticks can already be bought with 16 GB capacity, and SD memory cards can be used in digital cameras to store thousands of high resolution pictures. These devices are examples of flash memory, which is based on arrays of Si-SiO2 junctions. The limitations of flash memory – in particular, the lower reliability that has accompanied scaling to smaller dimensions – have stimulated the search for other ‚non-volatil' memory devices."* (Jones, R. O.; Akola, J. 2007, 89) Phase Change Memory: the Future of Computer Memory? http://www.cni-juelich.de/datapool/page/42/JB062.pdf (27.11.2007).

derheit dar, die noch geringer ist als in anderen Bereichen der Branche[4] bzw. der Disziplin (Ruiz Ben 2005). Gerade wegen der engen Verbindung zwischen der Nanoelektronik und dem Hardwarebereich der ITK-Branche könnte vermutet werden, dass die Nanoelektronik in einer ähnlichen Weise geschlechtsspezifisch segregiert[5] wird.

In diesem Beitrag möchte ich auf der Basis der vergangenen Entwicklung der Informatik eine explorative Analyse von Geschlechtersegregation bei der Entstehung der Nanoelektronik als professionellem Feld initiieren. Auch wenn die Nanotechnologie und konkreter die Nanoelektronik derzeit einen sehr interdisziplinären Charakter zeigen, entwickelt sich die Nanoelektronik im Kontext der Informatik, geprägt nicht zuletzt durch die wichtige finanzielle und theoretische Beteiligung der Informatik und speziell des Hardwarebereichs der ITK-Branche.[6] Denn auch die Informatik war in ihrem Ursprung ein sehr interdisziplinärer Bereich, der später nach der Verankerung in den Universitäten und Forschungszentren sowie durch zunehmende Kommerzialisierung ihrer Produkte und Integrierung in der Industrie immer abgegrenzter, spezialisierter bzw. differenzierter und institutionalisierter wurde. Deswegen ist es meines Erachtens wichtig, Geschlechtersegregation in der Nanoelektronik in Verbindung mit der Professionalisierung der Informatik – zunächst explorativ, dass heißt auf einer allgemeinen beschreibenden Basis – zu analysieren.

Der Beitrag ist in drei Teile gegliedert. In einem ersten Teil werde ich kurz den theoretischen Ansatz der Professionssoziologie darstellen, um die Institutionalisierung bzw. die Professionalisierung der Informatik bzw. der Nanoelektronik sowie eine mögliche Geschlechtersegregation in diesem letzten ent-

---

[4] Siehe http://www.uni-due.de/imperia/md/content/shire/glow_appendix.pdf (Seite 14) (28.11.2007): Für 2001 vom ICT-Sektor werden u. a. folgende Zahlen gezeigt:
Hardware Consultancy: Frauen = 3451 / Männer = 10.112
Software Publishing / Other software consultancy and support: Frauen = 71.314 / Männer = 181.666
Data processing: Frauen = 26.903 / Männer = 43.204
Im Wintersemester 2007/08 waren nach den letzten Daten von Destatis (Statistisches Bundesamt) 90% der Studierenden der Informatik Männer (49.304) und 10% Frauen (5.323). In Mikroelektronik war der Anteil von Frauen 4% (4) und der von Männern 96% (102). Und in der Mikrosystemtechnik waren 10% Frauen (150) und 90% Männer (1.348) unter den Studierenden.

[5] Ausführliche Definition von geschlechtsspezifischer Segregation bei: Charles/Grusky (2004); Ruiz Ben (2008).

[6] Über die Definition der ITK-Branche siehe Ruiz Ben (2005, 2008); Shire (2008).

stehenden Bereich zu analysieren. Dann werde ich die Ursprünge sowie die Entwicklung der Nanoelektronik und der Informatik einander gegenüber stellen, um Zusammenhänge, Gemeinsamkeiten sowie Unterschiede herauszufiltern. In diesem Zusammenhang werde ich dann die Beteiligung von Frauen in beiden Bereichen explorativ analysieren. Im letzten Teil des Beitrags werde ich einige Szenarien skizzieren, wie die Entwicklung der Nanoelektronik mit der Beteiligung von Frauen in diesem Bereich verknüpft ist.

II.   Die Entwicklung der Informatik aus professionssoziologischer Sicht[7]

Professionen werden mit Konzepten wie Autonomie (Friedson 2001), Expertise (Schön 1983), Wissenskorpus (Etzioni 1964) oder mit kulturellem Kapital und Status (Bourdieu/Passeron 1977) in Zusammenhang gebracht. Allgemein betrachtet, bezeichnet der Begriff Profession bestimmte Erwerbsarbeiten, die sich durch wissensbasiertes Expertentum, weitgehende Autonomie und Selbstkontrolle sowie durch einen Anspruch auf exklusive Zuständigkeiten auszeichnen. Solche Zuständigkeiten beziehen sich auf konkretisierte Dienstleistungen gegenüber Klienten und werden durch selektive Zugangsbedingungen geschützt, die bestimmte institutionelle Gremien kontrollieren. In der Soziologie hat das Weber'sche Konzept der Rationalisierung die Professionssoziologie geprägt, was sich insbesondere in der funktionalistischen Perspektive der soziologischen Analyse der Professionen widerspiegelt.

Im Unterschied zu früheren Ansätzen über Professionalisierung (Johnson 1972; Larson 1977; Parry/Parry 1976), die die Strukturen in den Vordergrund gestellt haben, konzentriert sich Abbott (1988) aus einer interaktionistischen Perspektive auf die Arbeit der Professionellen sowie auf die Entwicklung und Wandlungsprozesse im System der Professionen. Diese Wandlungsprozesse resultieren aus den Interaktionen bzw. Kämpfen zwischen beruflichen Bereichen oder „jurisdictions" (Zuständigkeiten eines Arbeitsgebiets für eine Profession), die sich unabhängig voneinander machen und durch externe oder interne Faktoren beeinflusst werden können. Professionelle Zuständigkeitsfelder kämpfen gegeneinander um die Monopolisierung der Arbeit. Es ist dieses Element Arbeit und seine Abgrenzung, was nach Abbott die interprofessionelle Konkurrenz prägt. Externe sowie interne Faktoren lösen neue professionelle Zustän-

---

[7]   Siehe zu Professionalisierungstheorien z. B. Evetts (2003); Kurtz (2002); Pfadenhauer (2003; 2005); Ruiz Ben (2005)

digkeitsfelder aus und zerstören alte Felder „*From time to time, tasks are created, abolished, or reshaped by external forces, with consequences jostling and readjustment within the system of professions.*" (Abbott 1988, 33). Um diese Mechanismen zu illustrieren, benutzt Abbott das Beispiel der Computerprogrammierer, die durch den Einsatz neuer Technologien zum Teil ersetzt wurden und denen diese Technologien zugleich neue Expertisebereiche schafften (Abbott 1988, 93).

Bei der Transformation einer Profession können interne Faktoren der Erneuerung vom praxisrelevanten Wissen demarkierte „jurisdictions" oder Zuständigkeitsfelder stärken oder schwächen (ebd., 97). Die interne Stratifizierung der Professionen bildet sich entlang der Wissensproduktion aus, auf deren Basis die Profession organisiert ist. Demnach wird der Status eines Professionals durch seine Beteiligung an der Wissensproduktion im Professionalisierungsprozess gemessen. Speziell im Bereich der Informatik nennt Abbott die „amalgamation and division" als die zwei Hauptelemente, die zu interprofessionellen Lösungen führen. Dabei muss in den professionellen Zuständigkeitsbereichen abstraktes Wissen geschaffen werden, um Legitimität zu garantieren. Doch in der Informatik wurde die Wissenstransformation vor allem durch die Entwicklung der Computer geprägt, die innerhalb der eigenen Profession und für die Organisationen, zuerst Universitäten und später Verkäufer von Computerprodukten, generiert wurden. Das Informatikwissen kommodifizierte sich[8] und generierte sehr schnell neue Expertisen (ebd., 241). Aber die Abgrenzung von Zuständigkeitsfeldern in der Informatik wurde von keiner homogenen Gruppe reklamiert und damit ist die Informatik ein „kombiniertes Zuständigkeitsfeld" geblieben, in dem die meist geschaffene Expertise kommodifizierbar ist, Training ad hoc stattfindet und Karrieren sehr divergenten Pfaden folgen (ebd., 245).

Für die Analyse der Partizipation von Frauen in der Professionalisierung der Nanoelektronik in Deutschland ist Abbotts Ansatz vor allem wegen seiner dynamischen und interaktionistischen Sicht, die die Analyse der Wandlungsprozesse von Professionen ermöglicht, nützlich. Darüber hinaus bietet die Konzentration auf die Wichtigkeit von Arbeit im Professionalisierungsprozess bei diesem An-

---

[8] Der Begriff Kommodifizierung wird von Abbott als die Verkörperung bestimmter professioneller Aktivitäten in (commodities) Waren benutzt. In Bezug auf Computer kommentiert er: „*In particular, the computer has worked and continued to work a commodifying revolution in professions. Forms of esoteric expertise can easily be reduced to keystrokes. Computer-assisted design (CAD) programs in architecture are a familiar example (...)*" (ebd., 146-7).

satz den Vorteil, dass soziokulturelle Legitimationsaspekte dieses Prozesses dabei betrachtet werden können, womit auch die Vergeschlechtlichung bestimmter Zuständigkeitsfelder auf dieser Basis analysiert werden kann. Weiterhin bringt für die Analyse des Professionalisierungsprozesses der Nanoelektronik die Betrachtung von Wissen und Arbeit als wichtige Elemente der Professionalisierung einen zusätzlichen Vorteil, denn besonders die Entwicklung der Nanoelektronik in enger Verbindung mit der Informatik basiert auf einer rasanten Wissensinnovation und auf einer diffusen Arbeitsteilung, die von den Unsicherheiten der ITK-Branche geprägt ist.

Wichtig ist deswegen für die Analyse von Geschlechtersegregation beim Professionalisierungsprojekt[9] der Nanoelektronik in Deutschland, dass die Entwicklung wissenschaftlichen Wissens und auch die Arbeitsteilung in professionellen Feldern eine Machtkomponente hat. Eine solche Machtkomponente zeigt sich bei der Wissensgenerierung durch Entscheidungen über konkretes gesichertes Wissen. Dementsprechend werde ich mich zunächst auf die Konstitution von Wissen im universitären Bereich und in Forschungsinstituten in Deutschland sowie auf die Priorisierung bestimmter Forschungsbereiche aus politischer und industrieller Sicht durch die Finanzierung spezieller Gebiete in der Nanoelektronik konzentrieren. Dann werde ich die Partizipation von Frauen in diesem Prozess analysieren. Im nächsten Kapitel werde ich zunächst den Ansatz von Abbott durch Gendertheorien über Professionalisierung erweitern und die Dimensionen definieren, die aus meiner Sicht wichtig für die Analyse von Geschlecht in Professionalisierungsprozessen sind.

III.   Die Analyse von Geschlecht in Professionalisierungsprozessen

Die revisionistischen und kritischen Reflexionen in der Professionssoziologie der letzten Jahre haben neue Impulse für die Analyse von Professionalisierung und Geschlecht gebracht. Die Fokussierung auf Auseinandersetzungen zwischen Akteuren um die Durchsetzung bestimmter Machtansprüche in professionellen Arenen ermöglicht die Betrachtung von Geschlecht als Institution bei Machtkämpfen. Das heißt für die Analyse von Geschlecht in Professionalisierungsprozessen, dass Geschlecht als Institution (Yancey Martin 2003) in professionellen Arenen fungiert und dass diese Institution mit anderen Institutionen in Machtfeldern gekoppelt ist und reproduziert bzw. transformiert wird (Ruiz Ben 2008).

---

[9]   Siehe Witz (1991) für eine ausführliche Erklärung des Begriffes.

Da professionelle Arenen an national geprägte sozio-ökonomische und kulturelle Rahmenbedingungen und Institutionen gebunden sind, wird der Zugriff auf bestimmte Mittel wie Zeit- oder Wissensressourcen, um professionellen Status zu sichern, mit historischen, sozio-ökonomischen, politischen und kulturellen Bedingungen in verschiedenen Nationen verknüpft. Dementsprechend ist zum Beispiel die Relevanz von Qualifikationen oder Titeln für den Zugang zu einer bestimmten Profession in verschiedenen Ländern unterschiedlich und auch die Partizipation von Frauen und Männern in bestimmten Fachbereichen.

Die Frage, ob Frauen günstige Zugangschancen in neuen professionellen Feldern haben, ist im Bereich der Informatik und speziell der Nanoelektronik als entstehendem beruflichem Feld von besonderer Bedeutung, denn einige Autorinnen (Riesin 1988; Schmitt 1992; Funken 1998; Schade 1997; Schinzel 2001; Ruiz Ben 2005; Funder 2006) haben auf die Barrieren, aber auch auf die Chancen für die Beteiligung von Frauen in der Informatik hingewiesen und es existiert ein besonderes politisches Interesse zur Partizipation von Frauen in der Informatik (Ruiz Ben 2005).

Aus meiner Sicht ist es für die Analyse von Geschlechtersegregation in Professionalisierungsprozessen wichtig, folgende Dimensionen zu betrachten:

1. die zentralen Akteure auf nationalen und internationalen Arenen und deren Interessen, auch bezüglich der Beteiligung spezifischer Gruppen und speziell von Frauen, in der Entwicklung eines Wissens- bzw. Arbeitsfeldes

2. wie die zentralen Ressourcen professioneller Projekte, Bildung und spezifische Fähigkeiten, als konkrete Forderungen formuliert werden und

3. welche Definition von gesellschaftsrelevanten Problemen sowie Mechanismen zur Etablierung abstrakten Wissens und zur Abgrenzung von Wissens- und Praxisfeldern benutzt werden.

Diese Dimensionen müssen aber im konkreten sozio-kulturellen historischen Verlauf nationaler Rahmenbedingungen verstanden werden, die im Laufe von Globalisierungsprozessen immer mehr Raum für internationale „professional projects" (Witz 1991) offen lassen. So zeigt zum Beispiel Fourcade (2006) am Beispiel des Bereichs „Economics", wie sich im Rahmen von Globalisierungsprozessen professionelle Bereiche bilden, die immer mehr internationalisierte Regelungen beanspruchen und sich von spezifischen nationalen Rahmenbedingungen immer mehr distanzieren. Im Fall der Nanoelektronik ist es wichtig, das Spannungsfeld zwischen den Machtansprüchen internationaler Institutionen (z. B. die EU) und den nationalen Interessen sowie die Rolle von Forschungseinrichtungen und Universitäten sowie Anwendungsfeldern bzw. die potenziellen Anbieter nanoelektronischer Produkte auf dem Konsummarkt zu betrachten. Der oben vorgestellte, interaktionistische Ansatz von Abbott (1988) ist hier besonders hilfreich, um die Zuständigkeiten bzw. „jurisdictions" konkurrierender beruflicher Felder sowie die Stratifikation (in diesem Fall bez. Geschlecht), die dabei entlang der Arbeit stattfindet, zu analysieren. Meines Erachtens hat darüber hinaus dieser Ansatz den Vorteil, dass die o. g. Frage nach der Erosion oder Persistenz der Geschlechterasymmetrien in professionellen Projekten nachgegangen werden kann, ohne bestimmte Defizite bestimmter Gruppen (in diesem Fall Frauen) festzulegen. Zugleich bietet dieser Ansatz die Möglichkeit, Wandlungsmöglichkeiten sowie Handlungsspielräume von Frauen zu betrachten. Neben Geschlechterasymmetrien werden weitere stratifizierende Prozesse sozialer Ungleichheit aufgrund von Klassenzugehörigkeit, ethnischer Herkunft und generationsbedingten Faktoren für die Konstitution professioneller Felder wirksam. Im nächsten Kapitel werde ich mich auf Basis dieser drei Analysedimensionen auf die Geschlechtersegregation bei der Entstehung der Nanoelektronik als Arbeitsfeld im Zusammenhang mit der Professionalisierung der Informatik in Deutschland konzentrieren.

IV. Analyse der Geschlechtersegregation in der Informatik und in der Nanoelektronik als verwandte Arbeitsfelder

Bezogen auf die oben genannten Dimensionen zeigt sich für die Analyse der Geschlechtersegregation in der Nanoelektronik bzw. in der Informatik Folgendes:
1. Zu den *zentralen Akteuren* im Professionalisierungsprozess der Informatik und auch der Nanoelektronik gehören auf nationaler Ebene die politischen Institutionen, die für die wissenschaftliche und ökonomische Entwicklung in Deutschland zuständig sind (BMBF, BMW) und, die immer mehr an europäische politische Richtlinien gebunden sind.[10] Hochschuleinrichtungen sind insbesondere für die Etablierung relevanten abstrakten Wissens sowie für die Wissensentwicklung und die disziplinäre Abgrenzung zuständig. Ebenso spielen auch außeruniversitäre Forschungseinrichtungen (v. a. im Rahmen der Fraunho-

---

[10] Siehe z. B. Mitteilungen der Europäischen Kommission (2004) Auf dem Weg zu einer europäischen Strategie für Nanotechnologie. KOM (2004, 338).

fer-Gesellschaft) eine wichtige Rolle. Im Bereich der Informatik hat sich eine universitäre Disziplin seit den siebziger Jahren in Deutschland etabliert (Schinzel/Ruiz Ben 2004). Dazu haben verschiedene Disziplinen beigetragen, vor allem die Mathematik und die Elektrotechnik. Gerade zwischen diesen beiden ursprünglichen Strömungen spalten sich die akademischen Perspektiven innerhalb der Informatik-Disziplin insofern, dass MathematikerInnen die Schwerpunkte der Informatik in der Programmierung sehen und die IngenieurInnen bzw. ElektrotechnikerInnen die Disziplin als maschinenzentrierte Ingenieurwissenschaft betrachten (Coy 1992).

Die Entwicklung der Nanoelektronik schließt durch die Miniaturisierungsentwicklungen, also dem Versuch, immer mehr Speicherkapazitäten auf kleinerem Raum zu schaffen, an die Geschichte der Elektronik und der Mikroelektronik an. Die Erfolgsgeschichte der Miniaturisierung in der Informatik fing mit der Entwicklung von Transistoren an, die sich auf Basis der Halbleitertechnologie bzw. auf der Grundlage von Prozessen chemischer Natur, die durch physikalische Verfahren unterstützt werden, in sehr kleinen Größen anfertigen lassen. Die Grundlagenforschung im Bereich der Nanoelektronik stammt aus der Physik und kann als eine Weiterentwicklung der Miniaturisierung in der Geschichte der Elektronik bezeichnet werden, die durch die Erfindung der Transistoren Ende der 1940er Jahre vorangetrieben wurde.

Die Partizipation von Frauen in den wissenschaftlichen Gebieten Elektrotechnik und Physik ist in Deutschland sehr gering. In der Physik lag 1999 der Anteil von Absolventinnen unter 15%, in der Elektronik lag er noch niedriger: unter 10%.[11] Dieser asymmetrische Anteil in den genannten Disziplinen zwischen Frauen und Männern ist bisher konstant geblieben: Im Wintersemester 2007/08 waren nach den letzten Daten von Destatis (Statistisches Bundesamt) 90% der Studierenden der Informatik Männer (49.304) und 10% Frauen (5.323). In der Mikroelektronik betrug der Anteil von Frauen 4% (4) und der von Männern 96% (102). Und in der Mikrosystemtechnik waren unter den Studierenden 10% Frauen (150) und 90% Männer (1.348). Bezüglich der Physik beträgt der Frauenanteil im Diplomstudiengang unter den Erstsemestern im zuletzt erhobenen Studienjahr 2006/07 nur 18% (Nienhaus 2007) und hat im Vergleich zum Vorjahr mit 21% noch abgenommen (Haase 2006). Im Gegensatz zum kontinuier-

---

[11] Siehe: http://www.mathphys.uni-freiburg.de/fakultaet/gleichstellungsbeauftragte/statistik/deutschland/de-ma-s-anteil-absolventinnen-faecher-75-00.php (12.05.07)

lichen Anwachsen des Professorinnenanteils von 2,7% im Jahr 2000[12] auf 4,5% in 2005 (Statistisches Bundesamt) und des Frauenanteils unter den Promotionen, der zwischen 2000 und 2006 von 9,1% (Kassing 2000) auf 15% (Haase 2006) gestiegen ist, hat der Anteil der weiblichen StudienanfängerInnen im gleichen Zeitraum keine stetige Zunahme erfahren, sondern schwankt zwischen 18% und 22%.[13] In der Physik wurden kürzlich in einigen deutschen Universitäten Professuren für Nanoelektronik etabliert. Die Physik und allgemein die Ingenieurwissenschaften können als Männerdomäne in Deutschland bezeichnet werden.[14] Doch die Nanoelektronik wie ursprünglich die Informatik stellt ein neues disziplinäres Feld dar, das noch im Entstehen ist. Damit sind die Zugangschancen für Frauen bzw. die Geschlechtersegregation in diesem Feld noch von den unterschiedlichen beim Entstehen des Feldes mitwirkenden akademischen Akteuren geprägt – Physik, Elektrotechnik, Informatik.

In der Informatik haben verschiedene zusammenwirkende Faktoren zur Segregation von Frauen und Männern geführt: technische Konnotationen der Disziplin und der Informatikberufe, konjunkturelle sowie strukturelle Aspekte des ITK-Arbeitsmarktes und der gesellschaftliche sowie wirtschaftliche Stellenwert informatischer Berufe auf nationaler und internationaler Ebene. In den siebziger Jahren, in der ersten Phase der Entwicklung der akademischen Informatik, war das Bild der Disziplin noch nicht so stark von technischen Konnotationen geprägt wie in den folgenden Phasen. Winker führt aus, dass aus diesem Grund die Präsenz von Frauen im Studiengang damals höher war als heute (Winker 1998). Als zum Beginn der siebziger Jahre an westdeutschen Hochschulen die ersten Informatikstudiengänge entstanden, entwickelte sich der Frauenanteil zunächst recht erfreulich. Beispielsweise stieg der Anteil der Studentinnen im Zeitraum von 1971 bis 1979 stetig von 10,0% auf 18,8%, Studentinnen waren bis Mitte der achtziger Jahre ebenfalls mit einem entsprechend hohen Anteil bei den Diplomprüfungen vertreten (Roloff 1989). Nicht zuletzt ließ die im Vergleich zu anderen Ingenieurwissenschaften hohe Erwerbsbeteiligung von Frauen (ca. 19% im Jahre 1989) die Informatik lange Zeit als geeignetes Berufsfeld für Frauen

---

[12] Aus einer unveröffentlichten Tabelle der Fachserie 11, Reihe 4.4 des Statistischen Bundesamtes.

[13] 20,4% für das Studienjahr 1999/00 (Kassing 2000), 22,4% für 2000/01 (Kassing 2001), 22,8% für 2002/03 (Haase 2003), 18,9% für 2003/04 (Haase 2004), 20,7% für 2004/05 (Haase 2005), 21% für 2005/06 (Haase 2006) und 18% für 2006/07 (Nienhaus 2007). Diese Informationen stammen aus der Forschung von Martina Erlemann.

[14] Siehe z. B. www.kompetenzz.de/content/download/8917/79284/file/teil3_53bis108.pdf (Stand: 27.03.2009)

erscheinen, das ihnen gute Zugangsmöglichkeiten zu hoch qualifizierten Tätigkeiten und Chancen für ihre Berücksichtigung beim beruflichen Aufstieg bot (Schmitt 1993).

Speziell Ende der neunziger Jahre des vergangenen Jahrhunderts, parallel zu dem großen Boom der Softwarebranche, der diese durch die rasche Verbreitung des Internets und die damit verknüpfte Entstehung von neuen Tätigkeitsbereichen prägte, wuchs der Bedarf an qualifizierten Fachkräften weltweit enorm[15] (OECD 2002). Damit stiegen auch die Hoffnungen auf die Beteiligung von Frauen in der Informatik, denn Frauen wurden als ungenutztes Potenzial der ITK-Branche und vor allem für das Segment ITK-Dienstleistungen in der Öffentlichkeit dargestellt (Ruiz Ben 2005; Valenduc 2004). Doch dies gilt nicht für die Nanoelektronik, denn die Entwicklung nanoelektronischer Produkte befindet sich noch im Anfangsstadium. Darüber hinaus ist der Einfluss der Nanoelektronik auf ITK-Dienstleistungstätigkeiten, in denen Frauen besonders wegen der Konnotationen als „sozial- und kommunikationsorientiert" bessere Beteiligungschancen haben als in anderen „technisch" konnotierten Segmenten (z. B. Hardwareentwicklung) eher gering. Der Einfluss der Nanoelektronik wird sich wahrscheinlich im Bereich der Hardwareentwicklung zeigen, der stärker als andere Bereiche der ITK-Branche männlich dominiert ist (Ruiz Ben 2005).

Andere wichtige Akteure bei der Entstehung und Etablierung der Informatik[16] und der Nanoelektronik sind berufliche Verbände, die ein bestimmtes Berufsfeld gegenüber konkurrierenden Feldern unterstützen. In Deutschland existieren rund 20 IT-bezogene Verbände und Interessengemeinschaften, deren Schwerpunkte unterschiedlich stark in der Praxis angesiedelt sind.

Als wichtigster Verband-Akteur im Bereich der Nanoelektronik ist der VDI-VDE zu nennen. Zu diesem Verband gehört die Informationstechnische Gesellschaft (ITG) und dazu der Fachbereich 8 für Mikro- und Nanoelektronik mit sechs Fachausschüssen. Zu den Finanzträgern gehört das BMBF, aber auch verschiedene Unternehmen der ITK-Branche, insbesondere im Hardwarebereich.

---

[15] Siehe auch Welsch (2001): Fachkräftemangel: Blockieren Qualifikationsdefizite die New Economy? In: *Arbeit*, Heft 3, Jg. 10, 262-275.

[16] Von den in Deutschland ansässigen Verbänden und Interessengemeinschaften sind vor allem auf der wissenschaftlich-akademischen Seite die Gesellschaft für Informatik (GI) und der Fakultätentag Informatik (FTI), auf der Seite der Erwerbstätigenvertretung der Verein Deutscher Ingenieure (VDI), auf der UnternehmerInnenseite der Bundesverband Informationswirtschaft, Telekommunikation und Neue Medien (BITKOM) sowie auf der internationalen Ebene die Association for Computing Machinery (ACM) und das Institute for Electronics and Electrics Engineers (IEEE) aktiv (Ruiz Ben 2003; 2005).

Innerhalb der ITK-Branche hat dieser Bereich seit den achtziger Jahren (Castells 2003) zugunsten von Software oder ITK-Dienstleistungen immer mehr an Wachstumspotenzial verloren. Die Nanoelektronik stellt daher ein wichtiges Potenzial, um eine bessere Position in der Konkurrenz mit Nachbargebieten zu erzielen.

Die Partizipation von Frauen in diesen Verbänden ist eher marginal, auch wenn einige Initiativen zur Förderung der Frauenbeteiligung in der Informatik oder in den Ingenieurwissenschaften beim VDI existieren (Ruiz Ben 2005).

Die „ExpertInnen" selbst sind auch wichtige Akteure beim Professionalisierungsprozess der Informatik bzw. der Nanoelektronik. In der Informatik und speziell in Deutschland üben QuereinsteigerInnen einen direkten Druck auf dem ITK-Arbeitsmarkt aus. Sie konkurrieren mit institutionell anerkannten ExpertInnen. Sie beeinflussen die Wissenserneuerung in der Branche und indirekt die Wissensinstitutionalisierung in organisationellen und wissenschaftlichen Feldern. Die Forderung nach Zertifikaten wird in Zeiten akuten Fachkräftemangels lockerer und der Zugang von QuereinsteigerInnen in ITK-Arbeitsfeldern einfacher. Das heißt, dass sie auch die Formulierung von Anforderungen für die Arbeitspraxis beeinflussen.

2. Bei der *Formulierung von Anforderungen an und „Fähigkeiten" von „professionals"* in der Informatik bzw. im Bereich der ITK-Branche wurde die Lage in den letzten Jahren durch die enorme Expansion des Dienstleistungssegments geprägt sowie durch die verkürzten Innovationszyklen und die rapide Entwicklung der Integration des Multimedia-Bereiches. Neue Bereiche wie z. B. die Multimedia-Branche werden in der Öffentlichkeit als „besonders geeignet" für die Partizipation von Frauen präsentiert. Gleichzeitig expandierte das Angebot an Weiterbildungsprogrammen und ITK-Kursen in den Anwendungsbereichen schnell.

Darüber hinaus gab die steigende Präsenz von QuereinsteigerInnen in der Softwarebranche aufgrund des enormen Bedarfs seit Ende der neunziger Jahre Hoffnung zur Annahme, dass sich auch für Frauen ein neues Betätigungsfeld eröffnen würde. Betriebsintern wurden QuereinsteigerInnen – darunter auch viele Frauen – entsprechend den Bedürfnissen der Unternehmen geschult oder es wurden Personen eingestellt, die durch Umschulung oder betriebliche Ausbildung entsprechende Qualifikationen erworben hatten (Licht et al. 2002). Der Fachkräftemangel führte dazu, dass Frauen in der *job-queue* aufrückten (Reskin/Roos 1990). Heute impliziert die Ausdifferenzierung verschiedenster Tätigkeitsbereiche innerhalb der ITK-Branche ein Gefälle der unterschiedlichen

Berufe in Hinblick auf deren Prestige und auf das Einkommen (siehe dazu Computerwoche 2002, Nov.). Dadurch werden Mechanismen sozialer Schließung und Monopolisierungen von Tätigkeitsbereichen aktiviert. So zeigt zum Beispiel eine Studie von GULP[17] über Frauen im IT-Projektmarkt[18], dass die von Frauen am stärksten repräsentierten Tätigkeitsgebiete folgende sind: IT-TrainerInnen, IT-Beratung, Projektleitung und Qualitätsicherung. Die AutorInnen der Studie argumentieren in dem Zusammenhang: *„Es scheint sich hier das klassische geschlechtsspezifische Rollenverhalten widerzuspiegeln: Je ‚technischer' ein Berufsbild ist, desto weniger Frauen finden sich darin wieder. Umgekehrt ist der Frauenanteil dort höher, wo neben dem fachlichen Know-how besonders die emotionale Intelligenz sowie soziale und kommunikative Kompetenz wichtig sind.“*[19] Durch die zunehmende Bedeutung der Kundenorientierung wird die Einstellung von Frauen für bestimmte Tätigkeiten begrüßt, vor allem in Anwendungsgebieten. Aufgrund des großen Anteils von QuereinsteigerInnen kann auch nicht von einem *Monopol* des Leistungsangebots von InformatikerInnen die Rede sein. Allerdings gibt es hier Unterschiede zwischen den verschiedenen Arbeitsgebieten von Computerfachleuten. Je komplexer und abstrakter ein Aufgabengebiet ist, desto eher ist hier ein hoher Anteil männlicher Informatiker zu finden (Hartmann 1995). Ende der neunziger Jahre hatten von den ComputerspezialistInnen nur ca. 20% eine einschlägige Ausbildung (Dostal 2006). Die professionelle *Autonomie* durch die Formulierung konkreter Anforderungen an die Professionals war daher nicht gegeben.

Weiter eingeschränkt wird die professionelle Autonomie dadurch, dass die meisten SoftwareentwicklerInnen in Organisationen beschäftigt sind. Damit sind die Professionals nicht nur ihren Professional Communities, sondern ebenso der sie beschäftigenden Organisation verpflichtet (Wilensky 1972). Es ergeben sich daraus Loyalitätskonflikte für die einzelnen ComputerspezialistInnen (Daheim 1977)[20], aber auch die Notwendigkeit der Informatik, über ihr Selbstverständnis nachzudenken und sich womöglich in Teilen den Forderungen der ArbeitgeberInnen nach Praxisorientierung der Informatikausbildung anzupassen.

Im entstehenden professionellen Feld der Nanoelektronik besteht dieses Dilemma nicht oder „noch nicht", weil die Nachfrage nach SpezialistenInnen in

---

[17] Projektvermittler im IT-Bereich: siehe www.gulp.de (Stand: Juli 2004)

[18] www.gulp.de/kb/mk/arbeitsmarkt/frauenpdb.html (Stand: Juli 2004)

[19] ebd., 3

[20] Der Zeitdruck in der Softwareentwicklung, der in vielen Organisationen besteht, steht in Konflikt mit Anforderungen wie z.B. Benutzerbeteiligung oder Verantwortungsübernahme.

Nanoelektronik noch im Vergleich zu der in der Softwareentwicklung oder im IT-Dienstleistungssegment extrem gering ist. Das Bundesministerium für Bildung und Forschung BMBF konzentriert sich bei seiner Förderung vornehmlich auf solche Forschungsfelder der Nanoelektronik, die im Erfolgsfall das Kompetenzprofil des Standortes stärken und die Ansiedlung der entsprechenden Produktion in Deutschland nach sich ziehen.[21] Doch grundlegend definierte Qualifikationen für die potenziellen ArbeitnehmerInnen in solchen vom BMBF geförderten Gebieten existieren schon in den Hochschulen, vor allem in der Physik.[22]

Nach einer europäischen Studie über die Partizipation von Frauen im Konsortium „Nanocmos"[23] zur Überprüfung der Machbarkeit bestimmter technischer Prozesse der Nanoelektronik, stellen die AutorInnen fest, dass die entscheidenden Positionen im Konsortium von Männern besetzt sind. Doch in einigen kooperierenden Organisationen liegt die Beteiligung von Frauen in den Projekten über 50%, so zum Beispiel in Deutschland bei ZFM (Zentrum für Mikrotechnologien der Universität Chemnitz). Aber bei Infineon (7%) oder beim Fraunhofer Institute of Integrated Systems and Device Technology in Erlangen (13%) stellen Frauen nur eine Minderheit im Projekt dar.[24] Dies könnte darauf hindeuten, dass die Beteiligung von Frauen bei der Formulierung von Anforderungen in der Nanoelektronik in Deutschland in der Bildung bzw. im universitären Bereich ausgeprägter ist als in der ITK-Industrie oder beim etablierten Bereich der Grundlagenforschung in extrauniversitären Forschungsinstituten, die wiederum traditionell und aus finanziellen Gründen viel praxisorientierter arbeiten als universitäre Forschungsinstitute (z. B. einige Institute der Fraunhofer Gesell-

---

[21] Siehe z. B. Rede der Bundesministerin für Bildung und Forschung Edelgard Bulmahn anlässlich der Unterzeichnung des Memorandum of Understanding für die Fraunhofereinrichtung am 30. 08. 2004 in Dresden. In: http://www.bmbf.de/pub/mr_20040830.pdf (25.11.07)

[22] Siehe z. B. Universität Hannover: im Masterstudiengang „Technische Physik". Universität Münster: Fachgebiet Nanoelektronik in der Fakultät für Physik. RUB Bochum: Institut für Werkstoffe und Nanoelektronik. An der TU München wurde eine Professur für Nanoelektronik ausgeschrieben.

[23] „CMOS backbone for 2010 e-Europe. NANOCMOS. From the 45nm node down to the limits." EU Projekt zur Überprüfung der Machbarkeit von Front-End and Back-End Modulprozesse von 45nm node CMOS Technologie. Dazu gehören 13 Partner aus der Industrie und der Forschung.
Siehe http://www.nanocmos-eu.com/objectives.php (12.06.2007).

[24] http://www.nanocmos-eu.com/pdf/del_11122_ec_p15_v3_final.pdf (Figure 2, 5) (12.06.2007).

schaft[25]). Um diese punktuelle Beobachtung generalisieren zu können, wäre jedoch eine ausführliche Analyse der Partizipation von Frauen in der Nanoelektronik in Universitäten, Forschungsinstituten und IT-Unternehmen notwendig.

3. Eine einheitliche *Problemdefinition* in der Informatik gibt es nicht. Die ITK-Branche, an der die Informatik sich orientiert, ist vor allem durch die enorme Heterogenität der Produktion geprägt. In Bezug auf die Exklusivität ihrer Wissensbasis, die die traditionelle Grundlage professioneller Macht darstellt, besteht das besondere Problem für die Informatik in der Monopolisierung des von ihr hervorgebrachten Wissens. In der Informatik gibt es zwar, vor allem mit der theoretischen Informatik, durchaus informatisches *Fachwissen,* doch wird eine einschlägige Informatikausbildung keineswegs durchweg, beispielsweise für die Tätigkeit der Softwareentwicklung, vorausgesetzt. Die große Anzahl der QuereinsteigerInnen zeigt, dass selbst und gerade die theoretische Informatik als Anwärterin für eine Stabilisierung in der Praxis nicht als notwendig erachtet wird, weil die Unsicherheiten über die Bedürfnisse an den Arbeitsmärkten speziell in der ITK-Branche immer größer werden. Die Wissensquellen von ITK-ExpertInnen sind sehr heterogen und die Inhalte ändern sich sehr schnell, denn die Arbeitspraxis wird von Projekten und nicht von festen Funktionen geprägt. Geschlechtersegregation wird dementsprechend durch die Aushandlungschancen von Frauen und Männern in Projekten geprägt. Geschlechterstereotypen in Aushandlungsprozessen über Tätigkeitsdefinitionen, aber auch unterschiedliche Zeit- und Mobilitätsressourcen von Frauen und Männern bzw. von Müttern und Vätern und Flexibilität bezüglich der Fähigkeit, schnell neues Wissen zu lernen und anzuwenden, prägen sowohl vertikale als auch horizontale Geschlechtersegregationsformen in der ITK-Branche (Ruiz Ben 2008).

Aus politischer Sicht orientiert sich die Problemdefinition der Nanoelektronik an international festgelegten Prognosen, die schon in der Vergangenheit die Entwicklung der Halbleiterindustrie geprägt haben: die so genannte ITRS

---

[25] Siehe z. B. die eigene Darstellung der Fraunhofer-Gesellschaft über ihre Finanzierung: Die Fraunhofer-Gesellschaft erhält Mittel sowohl durch öffentliche Förderung (ca. 40 Prozent) als auch durch Auftragsforschung (ca. 60 Prozent).
Dadurch arbeitet die Fraunhofer-Gesellschaft in einem dynamischen Gleichgewicht zwischen anwendungsorientierter Grundlagenforschung und innovativer Entwicklung. In: http://www.fraunhofer.de/ueberuns/finanzen/Abhaengigkeit_der_Forschungsorientierung.-jsp (23.09.2007)

Roadmap.[26] Diese Roadmap, an der das Fraunhofer-Institut für Informations-
und Systemtechnik beteiligt ist, wird von der Vereinigung der US-amerikanischen Halbleiterindustrie (Silicon Industries Association, SIA) im Abstand von
zwei bis drei Jahren als fünfzehn Jahre Prognose[27] entwickelt. Dabei spielt das
so genannte Moores Gesetz (1965)[28] eine treibende Rolle in der Hardwareindus-
trie, wie der Verbund für Mikroelektronik der Fraunhofer-Gesellschaft konstatiert (Ehret/Pelka/Reichelt 2001, 25; Palmberg/Dernis/Miguet 2009, 60).

Moores Gesetz postuliert einen bestimmten Bedarf für die Produktion von
ITK-Produkten. Solche Bedarfsprognosen sind zwar nur eine Einschätzung,
üben aber einen starken Druck auf die Entwicklung der Nanoelektronik aus.
Damit kann dieses Gesetz als eines der Mechanismen zur Definition relevanter
gesellschaftlicher Probleme angesehen werden, die die Nanoelektronik lösen
könnte. Denn durch die Beschreibung der Grenzen der Mikroelektronik wird gerade die Nanoelektronik eine Hoffnung zur Lösung von Grenzkapazitäten. Die
grundlegende Basis dieser Hoffnung ist von Klitzings Entdeckung des Quanten-
Hall-Effektes an Halbleitern gewesen (von Klitzing 1985). Diese war der erste
experimentelle Hinweis darauf, dass bei einer Reduzierung der Dimensionen der
aktiven Schichten, in denen sich die Elektronen eines Halbleiters bewegen können, völlig neuartige physikalische Effekte auftreten.

Bei der Nanoelektronik stellen dann physikalisches Wissen sowie seine Anwendung in der Mikroelektronik die Hauptwissensquelle dar. Dabei spielt die
Kommerzialisierung der Datenverarbeitung sowie der Telekommunikation und
neuerdings die Verknüpfung der Medien- und Unterhaltungsindustrie mit der
ITK-Industrie eine sehr wichtige Rolle. Die Nanoelektronik wird in diesen Gebieten industriellen und politischen Visionen folgen, wie z. B. solchen, die beim
BMBF-Programm zur Förderung der Nanoelektronik in Deutschland formuliert
wurden oder vom Verbund für Mikroelektronik der Fraunhofer-Gesellschaft
(2004). Speziell die Auto- und die Informations- und Telekommunikationstech-
nologien-Branche in Deutschland zeigen sich im BMBF-Programm als wichtige

---

[26] Siehe http://www.itrs.net/ (28.04.2006);
      http://www.technologie-roadmap.de/ (28.04.2006).
[27] Mit einem ähnlichen Ansatz beschäftigt sich ein von der Europäischen Union gefördertes
      Projekt speziell um die Prognostizierung der Nanoelektronik im Bereich der kleinen und
      mittelständischen Unternehmen. Siehe http://www.nanoroad.net/ (20.04.2007).
[28] Die Integrationsdichte (Transistoren in einem Chip) von Halbleiterbauelementen werden
      nach der im Jahr 1965 geäußerten Meinung der Gründer von Intel, Gordon E. Moore, alle
      18 Monate verdoppelt. Damit erreichen Computer eine Vervierfachung der Speicherka-
      pazitäten alle drei Jahre und eine Verzehnfachung der Geschwindigkeit etwa alle 3,5 Jahre.

Kandidaten für die Entwicklung innovativer Produkte mit Hilfe der Nano-elektronik. Im Bereich der ITK-Branche ist darüber hinaus wichtig, dass die Produktionsformen in globalen Arbeitsräumen immer mehr Leistungskapazitäten benötigen, um die zunehmenden Kommunikationsanforderungen bei transnationalen Netzwerkverbindungen gewährleisten zu können. Das heißt, dass in den Bereichen Autoindustrie und ITK-Branche wichtige gesellschaftliche Bedarfe im Zusammenhang mit der Mikro- bzw. Nanoelektronik definiert werden. Damit ist zu vermuten, dass sich die Geschlechtersegregation, die im Hardware-bereich der ITK-Branche und auch in der Physik existiert – geprägt u. a. durch Geschlechterstereotype in Bezug auf Technik und Flexibilität (zeitlich, räumlich, bez. Wissenserwerb) zugunsten von Männern – in der Nanoelektronik ähnlich gestalten wird. Diese offene Frage sollte empirisch überprüft werden.

V. Fazit

Zusammenfassend kann erstens gesagt werden, dass die Partizipation von Frauen im Hardwarebereich der Informatik sowie in professionellen Verbänden, die sich mit der Interessenvertretung der „professionals" in der Nanoelektronik beschäftigen, geringer ist als in Bereichen wie ITK-Dienstleistungen. Dadurch wird die horizontale Geschlechtersegregation der Informatik in der Nanoelektronik vermutlich reproduziert.

Zweitens sind die zentralen Akteure, also solche, die über die meisten Ressourcen für die Entwicklung der Nanoelektronik verfügen, im Hardwarebereich der ITK-Branche und in extrauniversitären Forschungsinstituten angesiedelt, welche mit ITK-Firmen eng kooperieren bzw. die Prinzipien des Public-Private-Partnership verfolgen.[29] Die Präsenz von Frauen in jenen extrauniversitären Bereichen ist jedoch im Unterschied zu ihrer Partizipation in universitärer Grundlagenforschung viel geringer, was einer steigenden Partizipation von Frauen in der Nanoelektronik entgegen wirken würde. Hier wird ebenfalls eine ausführliche Analyse benötigt, um die relative Relevanz dieser Akteure (Universitäten, IT-Industrie und extrauniversitären Forschungsinstitute) zu konkretisieren und um die Dynamik der Beteiligung von Frauen und Männern in solchen Gebieten zu erfassen.

---

[29] Siehe z. B. das Editorial des Fraunhofer Gesellschaft Magazin vom März 2005 unter http://www.fraunhofer.de/fhg/Images/magazin%201.2005-03_tcm5-14099.pdf (22.08.2007). OECD 2009, 60 ff.

Die Formulierung von Anforderungen an und Fähigkeiten von „professionals" für die Nanoelektronik erfolgt wahrscheinlich in diesen beiden Gebieten (Hardwarebereich und extrauniversitäre Forschungsinstitute), die die Brücke zwischen Forschung und Anwendung nanoelektronischer Produkte bauen. Und drittens, gerade bei dem Aufbau einer solchen Brücke, die gezielt von politischen Akteuren (wie z. B. das BMBF) unterstützt wird, werden gesellschaftlich relevante Probleme definiert, die zur Etablierung abstrakten Wissens und zur Abgrenzung von Wissens- und Praxisfeldern beitragen können. Inwieweit Frauen zur Definition solcher relevanten Probleme beitragen, zu deren Lösung die Nanoelektronik verhelfen könnte, ist noch empirisch nachzuweisen.

Der Fachkräftemangel in der ITK-Branche ist wieder aktuell geworden (BITKOM 2007; 2008). Im Jahr 2000, als die ITK-Branche boomte, wurden zahlreiche Initiativen durchgeführt, um die Partizipation von Frauen zu erhöhen, die Green-Card-Aktion zur Vereinfachung der Zuwanderung ausländischer Fachkräfte nach Deutschland wurde auch in dieser Zeit initiiert, sowie die Verbesserung der Weiterbildung in ITK-Bereichen. Die Zuwanderung ausländischer Fachkräfte hat zur Internationalisierung der deutschen ITK-Branche beigetragen. Durch die zahlreichen Initiativen zur Erhöhung der Partizipation von Frauen in der ITK-Branche sind Frauen vor allem in den Bereich der ITK-Dienstleistungen eingetreten, doch in universitären Bereichen der Informatik hat sich die Geschlechtersegregation nicht bedeutend geändert (Ruiz Ben 2005). Im Hardwarebereich bleibt die Beteiligung von Frauen gering. Als offene Frage bleibt, ob es der Grundlagenforschung in universitären Bereichen dabei gelingt, eine stärkere Verbindung zur ITK-Branche zu etablieren und sich bei der Entwicklung der Nanoelektronik als professionelles Feld zu positionieren. Da Frauen in diesen universitären Feldern der Grundlagenforschung eine stärkere Präsenz zeigen als im Hardwarebereich der ITK-Branche sowie in extrauniversitären Bereichen der Grundlagenforschung, könnten sich Frauen im entstehenden professionellen Feld der Nanoelektronik politisch entsprechend positionieren. Speziell die Positionen von Frauen und Männern in professionellen Feldern bzw. Arbeitsfeldern prägen ihre Aushandlungschancen bei der Gestaltung des Professionalismus (Ruiz Ben 2008). Eine ausführlichere Untersuchung wäre notwendig, um solche Fragen überprüfen zu können.

Literatur

Abbott, Andrew Delano (1988): *The System of Profession. An Essay on the Division of Expert Labour.* Chicago U.P, Chicago/London.

Bundesamt für Sicherheit in der Informationstechnik (2007, 43) *Nanotechnologie.* Berlin. http://www.bsi.de/literat/studien/nanotech/Nanotechnologie.pdf (Stand: 27.11.2007)

Charles, Maria/ Grusky, David (2004): *Occupational Ghettos. The Worldwide Segregation of Women and Men.* Stanford Univ. Press, Stanford.

Computerwoche: Nr. 41, 11. Oktober 2002, 12.

Coy, Wolfgang et al. (Hg.) (1992): *Sichtweisen der Informatik.* Viehweg, Braunschweig.

Daheim, Hans-Jürgen. (1977): „Berufssoziologie". In: König, René (Hg.): *Handbuch der empirischen Sozialforschung*, 2. Aufl., Bd. 8, DTV, Stuttgart.

Dostal, Werner (2006): *Berufsgenese.* Nürnberg: Institut für Arbeitsmarkt- und Berufsforschung der Bundesagentur für Arbeit.

Etzioni, Amitai (1964): *Modern Organizations.* Prentice Hall, Englewood Cliffs.

Evetts, Julia (2003): „The Sociological Analysis of Professionalism: Occupational Change in the Modern World". In: *International Sociology* 18 (2), 395-415.

Fourcade, Marion (2006): „The Construction of a Global Profession: The Transnationalization of Economics". In: *American Journal of Sociology*, 112(1), 145-195.

Freidson, Elliot (2001): *Professionalism. The third logic.* Blackwell Publ., Oxford.

Funder, Maria; Dörhöfer, Steffen; Rauch, Christian (2005): *Geschlechteregalität – mehr Schein als Sein. Geschlecht, Arbeit und Interessenvertretung in der Informations- und Telekommunikationsindustrie.* Sigma, Berlin.

Funken, Christiane (1998): „Neue Berufspotentiale für Frauen in der Softwareentwicklung". In: Winker, Gabriele; Oechterring, Veronika (Hg.): *Computernetze – Frauenplätze. Frauen in der Informationsgesellschaft.* Leske + Budrich, Opladen, 57-66.

Hartmann, Michael (1995): *Informatiker in der Wirtschaft: Perspektiven eines Berufs.* Springer, Berlin/Heidelberg.

Johnson, Terence James (1972): *Professions and Power.* Macmillan, London-Basingstoke.

Jones, Robert/ Akola, John (2007) *Phase Change Memory: the Future of Computer Memory?* http://www.cni-juelich.de/datapool/page/42/JB062.pdf (Stand: 27.11.2007).

Larson, Magali Safartti (1977): *The Rise of Professionalism. A Sociological Analysis.* California Press, Berkeley.

Palmberg, Christopher; Dernis, Hélène; Miguet, Claire (2009): *Nanotechnology: An Overview based on Indicators and Statistics.* STI Working Paper 2009/7. OECD, Paris.

Parry, Noel; Parry, Jose (1976): *The Rise of the Medical Profession, A Study of Collective Social Mobility.* Croom Helm, London.

Pfadenhauer, Michaela (2003): *Professionalität. Eine wissenssoziologische Rekonstruktion institutionalisierter Kompetenzdarstellungskompetenz.* Leske + Budrich, Opladen.

Pfadenhauer, Michaela (Hg.) (2005): *Professionelles Handeln.* VS-Verlag, Wiesbaden.

Reskin, Barabara; Roos, Patricia (1990): *Job Queues, Gender Queues – Explaining Women's Inroads into Male Occupations.* Temple University Press, Philadelphia.

Roloff, Christine (1990): *Informatik und Karriere. Zur Situation von Informatikerinnen in Studium und Beruf.* Berlin/Heidelberg.

Ruiz Ben, Esther (2005): *Professionalisierung der Informatik. Chance für die Beteiligung von Frauen?* DUV, Wiesbaden.

Ruiz Ben, Esther (2007): „Defining Expertise in the Practice of Software Development while doing Gender". In: *Gender, Work and Organisation*, Vol. 14, 312-332.

Ruiz Ben, Esther (2008): „Professionalism, Gender and the Internationalization of Work". In: *ISA Forum*, Barcelona, 5.-8. September 2008.

Ruiz Ben, Esther (2008a): „Internationalisierung der IT-Branche und Gendersegregation". In: Lucht, Petra; Paulitz, Tanja (Hg.): *Recodierung des Wissens. Stand und Perspektiven der Geschlechterforschung in Naturwissenschaften und Technik*. Campus Verlag, Frankfurt/New York, 177-195.

Schade, Gabriele (1998): „Geschlechtsspezifische Medienkompetenz". In: Oechtering, Veronika; Winker, Gabriele (Hg.): *Computernetze Frauenplätze – Frauen in der Informationsgesellschaft*. Leske+Budrich, Opladen, 157-166.

Shire, Karen (2008): „Gender and the Conceptualization of the Knowledge Economy in Comparison". In: Walby, Sylvia; Gottfried, Heidi; Gottschall, Karin; Osawa, Kenzuo (Hg.): *Gendering the Knowledge Economy. Comparative Perspectives*. Palgrave, London, 51-79.

Schinzel, Britta; Kleinn, Karin (2001): „Quo vadis, Informatik?" In: *Informatik Spektrum* 24(2): 91-97.

Schmitt, Britta (1992): „Professionalisierungsprozesse und Frauenbeteiligung in der Informatik". In: Wetterer, Angelika (Hg.): *Profession und Geschlecht. Über die Marginalität von Frauen in hoch qualifizierten Berufen*. Campus Verlag, Frankfurt/New York, 145-156.

Wilensky, Harold (1964): „The Professionalization of Everyone?" In: *American Journal of Sociology* 70/2, 137-158.

Winker, Gabriele; Oechtering, Veronika (Hg.) (1998): *Computernetze - Frauenplätze. Frauen in der Informationsgesellschaft*. Leske+Budrich, Opladen.

Witz, Anne (1991): *Professions and Patriarchy*. Rutgers, London.

Yancey Martin, Patricia (2003): „Gender as a Social Institution". In: *Social Forces* 82 (4), 1249-1273.

AutorInnenverzeichnis

Martina Erlemann, Physikerin und promovierte Soziologin. Studium der Physik, Wissenschaftsgeschichte und Soziologie in Hamburg und Wien. Wissenschaftliche Mitarbeiterin am Wissenschaftszentrum Umwelt der Universität Augsburg sowie am Institut für Wissenschaftskommunikation und Hochschulforschung der Universität Klagenfurt. Sie lehrt an den Universitäten Klagenfurt und Wien. Ihre Forschungsgebiete sind Wissenschafts- und Geschlechterforschung.

Ulrike Felt ist seit 1999 Professorin am Institut für Wissenschaftsforschung und Vorständin des gleichnamigen Institutes. Ihr Doktorat schloss sie 1983 in theoretischer Physik an der Universität Wien ab. 1997 habilitierte sie sich im Bereich der Wissenschaftsforschung und Wissenschaftssoziologie. Sie hatte zahlreiche Gastprofessuren inne, darunter in Frankreich, Kanada und am Collegium Helveticum der ETH Zürich. Zu ihren Forschungsinteressen gehören einerseits Fragen der Entstehung und Interaktion verschiedener Wissensformen, Wissenschaftskommunikation sowie Partizipation und Governance von Technowissenschaften. Andererseits arbeitet sie zu Themen der Wissenspolitik.

Torsten Fleischer ist Wissenschaftlicher Mitarbeiter am Institut für Technikfolgenabschätzung und Systemanalyse (ITAS) am Karlsruher Institut für Technologie (KIT). Nach mehrjähriger Tätigkeit am Büro für Technikfolgenabschätzung beim Deutschen Bundestag (TAB) koordiniert er seit 2003 die ITAS-Arbeiten zum Thema Nanotechnologie. Seine Forschungsinteressen gelten der Technikfolgenabschätzung und Innovationsforschung bei Neuen Materialien und Nanotechnologie sowie deren Anwendungen. Darüber hinaus arbeitet er zu Methoden und Verfahren der Technikfolgenabschätzung und der Wissenschaftskommunikation.

Andreas Lösch, promovierter Soziologe, seit 2008 Forschungsstipendiat der DFG am Programm für Wissenschaftsforschung der Universität Basel/CH mit dem Projekt „Risiken als Medien gesellschaftlicher Kommunikation über Schlüsseltechnologien", zuvor Forschungsprojekte zu Visionen, Bildern und Regulierungsmodellen der Nanotechnologie am Institut für Soziologie und am Nanobüro/ZIT der TU-Darmstadt. Schwerpunkte: Interdisziplinäre Wissenschaftsforschung, Wissens- und Techniksoziologie, Diskurs-, Bild- und Medienanalyse.

Petra Lucht, Diplom-Physikerin und promovierte Soziologin, z. Zt. Wissenschaftliche Assistentin am »Zentrum für Interdisziplinäre Frauen- und Geschlechterforschung« (ZIFG), Fakultät I Geisteswissenschaften, TU Berlin. 1996–1999: Harvard University u. »Program in Women's Studies« des M.I.T., Boston, USA. 2001–2003: Postdoc-Projekt zu *Geschlechtersymbolismen im Naturschutzdiskurs*, Lüneburg. 2008–2009: Gastprofessorin für Wissenschaftssoziologie und Geschlechterschlechterforschung, TU Berlin, Fakultät Mathematik und Naturwissenschaften u. Exzellenzcluster „Unifying Concepts in Catalysis". Schwerpunkte: Wissenschafts- und Technikforschung, Geschlechterforschung, Qualitative Sozialforschung, Soziologische Theoriebildung. Buchpublikationen: *Zur Herstellung epistemischer Autorität*, 2004, Centaurus; zus. mit Tanja Paulitz (Hg.) *Recodierungen des Wissens*, 2008, Campus.

Mario Kaiser ist Doktorand am Programm für Wissenschaftsforschung an der Universität Basel. Seine Forschungsschwerpunkte liegen in den Bereichen der Wissenschaftssoziologie, Analytischen Philosophie, Formierung wissenschaftlicher Disziplinen, Soziologie der Zukunft und der Soziologie wissenschaftlichen Wissens.

Monika Kurath arbeitet als Postdoc und Wissenschaftliche Mitarbeiterin am Programm für Wissenschaftsforschung der Universität Basel und am Collegium Helveticum, Universität & ETH Zürich. Ihre Forschungsinteressen liegen in den Bereichen der sozialwissenschaftlichen Wissenschafts- und Technikforschung, Techniksoziologie, Umweltwissenschaften, Politik- und Wirtschaftswissenschaften.

Christiane Quendt ist Wissenschaftliche Mitarbeiterin am Institut für Technikfolgenabschätzung und Systemanalyse (ITAS) am Karlsruher Institut für Technologie (KIT). Nach einem Studium der Kommunikations- und Medienwissenschaften, Anglistik und Betriebswirtschaftslehre arbeitete sie dort in Projekten zu den Themen Nanotechnologie und Converging Technologies. Ihre Forschungsinteressen gelten der Diskussion von (neuen) Techniken in der Öffentlichkeit, den Technikdiskursen in Medien und Öffentlichkeit und der Weiterentwicklung und Durchführung partizipativer Verfahren in der Technikfolgenabschätzung.

Esther Ruiz Ben ist wissenschaftliche Assistentin im Institut für Soziologie der TU Berlin. In den letzten Jahren hat sie das DFG Projekt Initak über die Internationalisierung der deutschen IT-Branche durchgeführt. Ausgewählte Publikationen: (2008): „Internationalisierung der IT-Branche und Gender-Segregation." In: Petra Lucht und Tanja Paulitz (Hg.): Rekodierung des Wissens. Campus, Frankfurt a. M., 177-195; (2007): „Defining Expertise in the Practice of Software Development while doing Gender" In: Gender, Work and Organisation. Vol. 14, 312-332; (2005): Professionalisierung der Informatik: Chance für die Beteiligung von Frauen? Deutscher Universitätsverlag, Wiesbaden.

Petra Schaper-Rinkel ist Senior Researcher am Austrian Institute of Technology (AIT) in Wien und arbeitet dort am Departement Foresight and Policy Development. Promotion 2002 mit einer Arbeit zur Europäische Forschungs- und Innovationspolitik, danach Forschungsprojekte zur Governance von neuen Technologien, zu Nanotechnologie, Neurotechnologien und Converging Technologies. Ihre Forschungen fokussieren die Wechselwirkung zwischen gesellschaftlichen und technologischen Transformationsprozessen sowie die politische Gestaltung zukünftiger Technologien. Forschungsschwerpunkte: Innovationsforschung, Governance von Zukunftstechnologien, Science and Technology Studies, Technology Assessment, Foresight, Methoden der Zukunftsforschung.

Ines Weller ist seit 2000 Professorin an der Universität Bremen am Forschungszentrum Nachhaltigkeit und am Zentrum Gender Studies. Ihre aktuellen Forschungs- und Lehrschwerpunkte sind Nachhaltigkeit und Gender, Technik und Gender, Nachhaltige Konsum- und Produktionsmuster. Sie hat nach einem Studium der Chemie in Didaktik der Chemie promoviert und an der Technischen Universität Berlin mit der Habilitationsschrift „Wege zur nachhaltigen Gestaltung des Life Cycles von Produkten und Stoffen: Untersuchung der Wirkmächtigkeit der Geschlechterverhältnisse" habilitiert.

Unser Buchtipp !

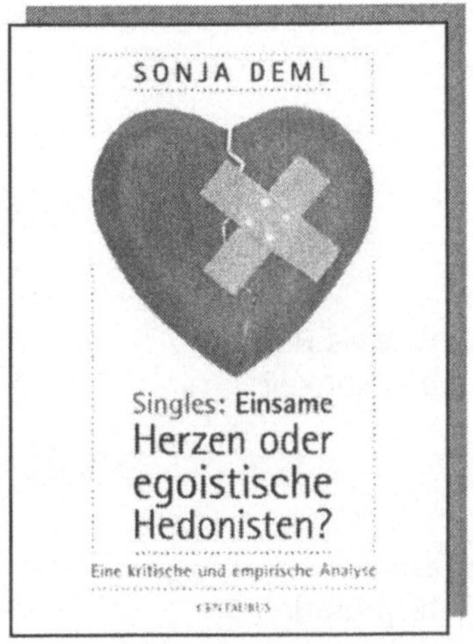

Sonja Deml
**Singles: Einsame Herzen
oder egoistische Hedonisten?**
Eine kritische und empirische Analyse

Soziologische Studien, Bd. 34,
1. Auflage 2010, 318 S., br.,
ISBN 978-3-8255-0749-7, 28,– €

Das Single-Sein – eine herrliche, freie Lebensform! Natürlich, oder nicht? Sind Singles vielleicht bloß bemitleidenswerte, einsame Herzen? Oder beziehungsgestört, ja gar unfähig, sich zu binden? Mit solchen Vorurteilen setzt sich die Langzeitstudie mit und über Singles auseinander.
Die Autorin analysiert die wissenschaftliche Diskussion über die „Single-Gesellschaft", gibt Einblick in das Leben der Singles und begleitet deren Entwicklung. Dabei gibt es nicht den Single, sondern verschiedene Single-Typen. Und die Familie als Lebensform bleibt nach wie vor das Ziel. Der Trend zur Partnerschaft ist ungebrochen und eine Entwicklung hin zur „Single-Gesellschaft" kann nicht erkannt werden. Vielmehr ist der Single-Zustand ein Resultat ganz spezifischer Lebensumstände. Das Buch richtet sich an Soziologen sowie an alle, die mehr über das Phänomen der Singles erfahren möchten – und natürlich an die Singles.

☞ **Besuchen Sie
unsere Internetseite!**

SOZIOLOGISCHE STUDIEN

⇨ *Ronny Jahn*
Der blinde Fleck im Spitzensport
Zur soziologischen Begründung der Supervision
und ihrer Anwendung im Leistungssport
Band 33, 1. Aufl. 2008, 140 S.,
ISBN 978-3-8255-0691-9, 19,90 €

⇨ *Friedhelm Raden*
Barmherzige Mächte
Über die Entstehungsbedingungen der Sozialen Arbeit als Beruf –
Sozialversicherung, Wohlfahrtspflege und freie Liebestätigkeit
Band 32, 1. Aufl. 2005, 270 S.,
ISBN 978-3-8255-0546-2, 24,90 €

⇨ *Chul Lee*
(Latente) soziale Probleme und Massenmedien
Eine Untersuchung zu Problemdefinitionen und -interpretationen
latenter sozialer Probleme in den Medien am Beispiel der Berichterstattung
über die Kriminalität der Mächtigen in Korea
Band 31, 1. Aufl. 2005, 320 S.,
ISBN 978-3-8255-0535-6, 27,50 €

⇨ *Petra Lucht*
Zur Herstellung epistemischer Autorität
Eine wissenssoziologische Studie über die Physik
an einer Elite-Universität in den USA
Band 30, 1. Aufl. 2004, 370 S.,
ISBN 978-3-8255-0514-1, 28,50 €

⇨ *Herbert Claus Leindecker*
**Verdichtete Bebauungsstrukturen als kinderfreundliche
Wohnumwelt in der Stadt**
Band 29, 1. Aufl. 2004, 200 S.,
ISBN 978-3-8255-0460-1, 25,90 €

⇨ *Erika Steinert / Hermann Müller*
Ein misslungener innerdeutscher Dialog
Biografische Brüche ostdeutscher älterer Frauen in der Nachwendezeit
Band 28, 1. Aufl. 2007, 270 S.,
ISBN 978-3-8255-0418-2, 24,90 €

⇨ *Elisabeth Meyer-Renschhausen*
Der Streit um den heissen Brei
Zur Zivilisationsgeschichte der Esskultur
Band 27, 1. Aufl. 2001, 150 S.,
ISBN 978-3-8255-0317-8, 15,24 €